Marcus Joachim Leyrer

Asthma heilen. Allergien heilen.
Ein Selbsterfahrungsbericht.

Leyrer, Marcus Joachim:

Asthma heilen. Allergien heilen.

Ein Selbsterfahrungsbericht.

Band 2: Frei von Cortison

Orginalausgabe – Bonn: Marcus J. Leyrer, 2003

Originalausgabe

ISBN 3-00-010651-0

Umschlagentwurf: Marcus Joachim Leyrer / Bild „Regenbogentor“; Gedruckt in Deutschland;

VORWORT

Die Geschichte der Menschheit ist voll von Menschen, die das Unmögliche gewagt und das als verrückt oder nicht wissenschaftlich Bezeichnete unternommen haben. Oft waren diese Versuche erfolgreich, gelangten aber erst im Nachhinein zu Ansehen und Akzeptanz. So war es Kopernikus, der davon sprach, dass sich die Erde um die Sonne dreht und nicht – wie es im 16. Jahrhundert gängige Meinung war – dass sich die Sonne um die Erde dreht. Genauso steht heute manch einer am Pranger, der es wagt zu formulieren, dass die Gründe für fast alle chronischen Krankheiten der Menschheit in einem Missverhältnis des Körpers zu seiner Umwelt, in einer verlorenen Balance im Innern seiner selbst und in einer Reizüberflutung verborgen liegen. Ob Schulmediziner oder homöopathisch versierter Heilpraktiker: beide müssen Abstand von dieser Erklärung der chronischen Erkrankungen nehmen. Der Schulmediziner definiert die Erkrankungen aufgrund seiner Therapiemethoden. Heilbar ist nur das, was durch die Anwendung chemischer Medikamente geheilt werden kann, wie z.B. eine bakterielle Infektion durch das richtige Antibiotikum unter Kontrolle gebracht werden kann. Was aber durch chemische Medikamente nicht geheilt werden kann, z.B. das Asthma Bronchiale, gilt entsprechend dieser Logik als nicht heilbar.

Der Homöopath hingegen schwört auf die homöopathischen Mittel, die der Schulmediziner als unwirksame "Psychodrogen" ablehnt. Die homöopathischen Mittel, die zweifelsohne wirksam sind (ein jeder kann dies an sich selbst ausprobieren...), versuchen den Körper durch die Aussendung von Reizen wieder auf die richtige Spur zu bringen. Ein überreizter Körper bedarf aber keiner erneuten Reize. Er muss die Balance durch Maßhalten wiederfinden, bevor homöopathische Mittel wirklich ihre ganze Wirkung entfalten können. Und auch dann sind sie nur ein Weg von vielen, die auf dem Weg zur Heilung des Asthma Bronchiale beschritten werden können.

Nach dem es mir gelungen war, meine Asthmasprays abzusetzen, feierte ich im November 2001 mein "neunmonatiges Jubiläum". Neun Monate hatte ich kein Asthmaspray benutzt. Und jetzt war ich bereit - für mich persönlich – das "Undenkbare" zu denken. Ich wollte mein Cortisoninhalat, das ich noch immer zu mir nahm, absetzen. Es war dieser Gedankengang, nämlich die Orientierung an den Größen der Geschichte, die die Zukunft durch ihre waghalsigen Theorien prägten, der es mir erlaubte, von mir selber zu fordern, eine ebenso waghalsige Theorie für meinen Körper und mein Leben aufzustellen: Ich wollte ohne Cortison leben. Ich wollte endlich unabhängig und medikamentenfrei sein.

Mein Weg, den ich bis zur Absetzung des Cortisonsprays hinter mich brachte, orientiert sich weder an der wissenschaftlichen Debatte der Schulmedizin, noch an den Theorien der Homöopathie. Wie bei dem in *Band eins*[1]

---

[1] Leyrer, Marcus Joachim; Asthma heilen. Allergien heilen. Band 1: Frei vom Asthmaspray, Bonn 2002

geschilderten Absetzen des Asthmasprays war ich bereit, die verschiedenen Ideen, die ich in der Literatur fand oder selbst erdachte, auszuprobieren. Wie es mir schließlich gelang, mein Cortisonspray zur Seite zu legen und was ich auf dem Weg dorthin erlebte, soll im folgenden Band 2 mit dem Untertitel *„Frei von Cortison!“* dargestellt werden.

Ich möchte meine Leser daran erinnern, dass ein Absetzen der diversen Medikamente nur langsam erfolgen kann. Viel wichtiger ist die Umstellung Ihrer Lebensgewohnheiten. Oft stellt sich eine Verbesserung Ihrer Gesundheit nach nur kurzer Zeit von selber ein, so dass Sie selbst ein Gefühl dafür entwickeln, wann es der richtige Zeitpunkt ist, auf Ihre Medikamente zu verzichten. Je nach der Stärke Ihres Asthmas wäre natürlich eine Begleitung Ihrer Heilversuche durch einen weltoffenen Allergologen, einen Hausarzt, der sich für die Vitamintherapie interessiert und einen Heilpraktiker, der unterschiedliche Heilbehandlungen wie Akupunktur, Homöopathie und Eigenbluttherapie anbietet, ideal.

Ich würde mich freuen, wenn Sie im vorliegenden Band 2 nun Anregungen finden, die Ihnen oder einem Mitglied Ihrer Familie helfen, den Weg zur Gesundung weiterzuverfolgen. Ich danke Gott für die Erkenntnisse, die er mir gegeben hat und geben Sie nicht auf, denn: Heilung ist möglich!

Ihr

Marcus Leyrer

Im Januar 2003

KAPITEL 1 : VORBEREITENDE MAßNAHMEN

Als ich im November 2001 beschloss, nun endlich medikamentenfrei zu werden, war ich mir alles andere als sicher, dass dieses Vorhaben auch wirklich klappen würde. Allzu oft war ich vor dem Absetzen des Cortisoninhalates gewarnt worden. Das Cortison ist ein körpereigener Stoff, ein Hormon, das in der Nebennierenrinde im menschlichen Körper selbst hergestellt wird. Bei oraler Einnahme, also z.B. als Tablette, wirkt das Cortison "systemisch", d.h. es entstehen nicht nur eine Anzahl von Nebenwirkungen, wie die Erweichung der Knochen und der Zunahme des Körpergewichtes, sondern die körpereigene Produktion des Cortisons in der Nebennierenrinde wird bereits nach kurzer Zeit eingestellt. Hinter dem Begriff "systemische Wirkung" verbirgt sich also eine recht gruselige Tatsache – nämlich die Abgewöhnung des Körpers, selbst in ausreichender Menge Cortison herstellen zu können. Cortison dient der Abheilung von Entzündungen und wird im Körper z.B. bei Stress vermehrt ausgeschüttet. Vielleicht ließe sich deshalb auch mein Hang zum übertriebenen Kaffeegenuss erklären, der ja – unter anderem durch seinen Wirkstoff Koffein – eine dem Adrenalin ähnliche Wirkung auf den Blutkreislauf hat und so eine künstliche Stressreaktion hervorruft, die zu einer verstärkten Ausschüttung von Cortison führt. In Band 1 habe ich bereits darauf hingewiesen, wie schädlich Kaffee für den Asthmatiker bzw. Allergiker ist, da er zu einer Überreizung des Körpers beiträgt. Es spielt dabei übrigens keine Rolle, ob es sich um koffeinhaltigen oder koffeinfreien Kaffee handelt.

Bei der inhalativen Gabe von moderaten Dosen von Cortison

wirkt die Substanz nicht oder kaum systemisch, da sie in nur geringen Maßen in den Blutkreislauf gerät. Sie dient vor Ort zur Abheilung der allergischen Entzündungen in den Bronchien, weshalb sie auch mit der richtigen Technik eingeatmet werden muss. Diejenigen meiner Leser, die es bereits geschafft haben, ihre Asthmasprays abzusetzen, dürfen sich freuen: Der wichtigste Schritt ist getan, denn Cortison-Inhalation ist bei weitem nicht so gefährlich für das Herz wie die bronchienerweiternden Asthmasprays. Die größte Arbeit liegt jedoch noch vor Ihnen. Gerade an das Cortison gewöhnt sich nämlich der Körper ungemein stark. Das Absetzen von Cortison kann deshalb zu einem Rebound-Effekt führen. Darunter versteht man eine Entzündung der Bronchien nach dem Absetzen des Inhalats, sodass nach kurzer Zeit des völligen Absetzens des Cortisons eine erneute und vielleicht höhere Gabe als zuvor eingesetzt werden muss.

Im November 2001 war ich mir des Entstehens eines möglichen *Rebound-Effektes* vollkommen bewusst. Ich verzichtete deshalb zunächst darauf, meinen Pulmicort-Inhaler® zur Seite zu legen und wollte meinen Gesundheitszustand zunächst auf ein "höheres Plateau" hieven. Hier orientierte ich mich an der Vorstellung, dass der Prozess einer jeden Krankheit entsprechend einer Parabel verläuft, die sich wiederum in verschiedene Plateaus gliedern lässt. Hat der Körper einmal ein bestimmtes Plateau von Gesundheit erreicht, so dauert es eine Weile, bis er dieses Plateau wieder verlässt und sein Gesundheitsniveau ein höheres oder ein niedrigeres erreicht. Meine Ansicht war es, dass der Körper, hat er erst einmal den Punkt an der Spitze der Parabel erreicht, von einer auf die andere Sekunde "umkippen" und krank werden konnte. Je eher also eine Festigung der Gesundheit erfolgte, umso geringer war die Gefahr, diesen Punkt, den ich hier "Punkt ohne Rückkehr" oder *point of no return* nennen möchte, zu überschreiten.

Abbildung eins: Parabel hinsichtlich des Zustandes körperlicher Gesundheit

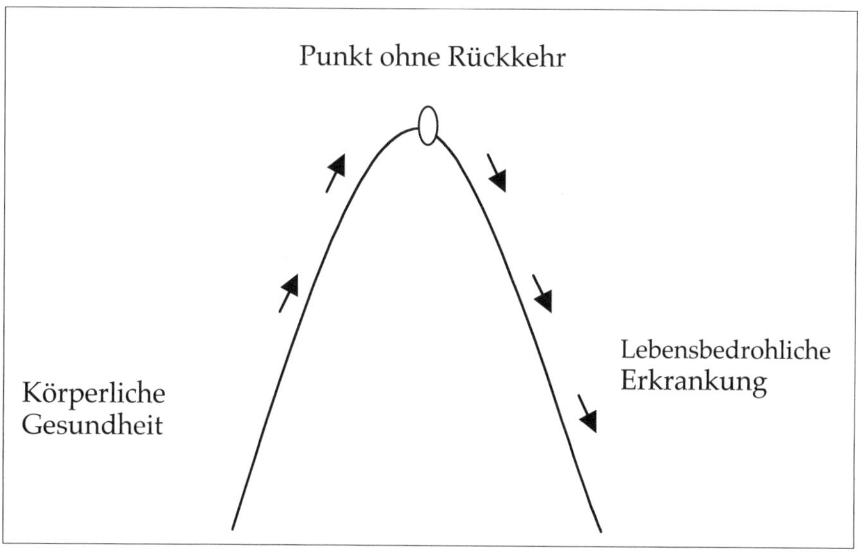

Was steckte aber hinter dieser Überlegung? Meiner Ansicht nach lässt sich der jeweilige Gesundheitszustand eines Menschen an einer Parabel abmessen. Je ungesünder er lebt, umso eher steuert er als gesunder Mensch den *point of no return* an. Dieser Prozess bis zum Erreichen der Spitze der oben dargestellten Parabel dauert lange und er vollzieht sich unmerklich. Alkohol, Drogen[2], ungesundes Essen, verschleppte Grippe und Stress sind nur einige der Faktoren, die den menschlichen Körper über lange Zeit – manchmal über Jahre hinweg – in Richtung des Punktes ohne Rückkehr bringen. Ist dieser Punkt erst einmal erreicht, so kippt der Gesundheitszustand von einem Moment zum anderen in einen Krankheitszustand.

Da die körperlichen Reserven nach dem Überschreiten des Point of new return erschöpft sind, reicht es nicht mehr aus, die Stoffe und Verhaltensweisen zu meiden, die zu der eigentlichen Erkrankung geführt haben.

Mit einer ökonomischen Metapher lässt sich dies so ausdrücken: Die Zinsen der Hypothek sind so hoch, dass sie nicht mehr zurückbezahlt werden können. In einer solchen Situation muss der Kaufmann eine neue Geschäftsidee anstrengen, um ausreichend Geld zu verdienen, um nicht nur seine Zinsen, sondern auch die Hypothek endlich abzahlen zu können.

Es müssen also neue Ideen her, um die Gesundheitsprobleme zu lösen. Deshalb heißt der Punkt an der Spitze der oben dargestellten Parabel auch Punkt ohne Rückkehr und nicht Punkt ohne Wiederkehr. Es gibt nämlich eine Wiederkehr zur Gesundheit, aber auf anderem Wege

---

[2] Hierzu zähle ich auch Koffein oder die übermäßige Einnahme von Medikamenten mgefährlichen wie z.B. das oft verniedlichte Aspirin.

und nur dann, wenn zusätzlich neue Ideen dem Körper helfen sein Gleichgewicht zu finden. Die bloße Meidung aller Giftstoffe, Reizmittel und ungesunden Lebensweisen reicht hier nicht mehr aus, um die Gesundheit wieder herzustellen, selbst wenn dies natürlich von herausragender Bedeutung für den Gesundungsprozess ist. Für die Wiederkehr zur Gesundheit müssen nach dem Überschreiten des *Point of no return* – manchmal sehr umfassende und mühsame – Anstrengungen unternommen werden. Die Erstellung eines strategischen Planes, der den erkrankten Menschen "fit" für die Schlacht macht, ist dabei unumgänglich. Ein klares Ziel sollte dabei nicht aus den Augen verloren werden. Gesundheit ist dabei nicht unbedingt gleichzusetzen mit totaler Beschwerdefreiheit. Ein Asthmatiker sollte, wenn er einmal keine Medikation mehr benötigt, dennoch auf Milchprodukte verzichten und andere Lebensmittel, auf die er einmal allergisch reagiert hat oder die für ihre allergene Wirkung bekannt sind, möglichst meiden und nur vorsichtig und in Maßen konsumieren.

Für mich bedeutete jedoch die Wiederherstellung der Gesundheit auch, dass ich nicht nur auf Asthmasprays sondern auch auf das Cortisoninhalat verzichten konnte. Mein Ziel war es deshalb, das erreichte Gesundheitsniveau zunächst möglichst zu festigen, um dann durch einen eventuellen *Rebound-Effekt* wieder ein Umfallen meines Körpers über die Spitze der Parabel in Richtung Krankheit zu verhindern. Ich bemühte mich um neue Umstimmungsmethoden, d.h. um Methoden, die dem Körper signalisierten, dass ein neuer Schritt – nämlich das Absetzen des Cortisons – bevorstand.

Ich entschied mich dabei für drei Therapiemethoden:

1. Bioresonanzmethode
2. Akupunktur
3. Eigenbluttherapie

1. Die Bioresonanzmethode ist ein Verfahren, bei dem man die Schwingungen, die ein Stoff aussendet, misst, bestimmt und dann dem Körper über ein Kabel zuführt. Durch diese Schwingungen *lernt* der Körper, Stoffe zu akzeptieren. Grundlegend für diese Methode ist die Idee, dass jeder Stoff seine eigenen Schwingungen hat. Indem sich der Körper die Schwingungen merkt, reagiert er häufig allergisch, selbst wenn er den Stoff nur riecht oder sieht. Die Schwingungszufuhr bei der Bioresonanzmethode soll nun dieses Gedächtnis löschen.

2. Die Akupunktur wird seit vielen 1000 Jahren in China angewendet. Sie ist jedoch auch in Deutschland weit verbreitet. Früher haben fast ausschließlich Heilpraktiker diese Methode angewendet, da die Schulmedizin die Akupunktur als unwissenschaftlich abgelehnt hat. Das System der Meridiane, die nach Vorstellung der Chinesen den ganzen Körper durchziehen, ist ebenso wenig schulmedizinisch beweisbar wie die Stauungen der Lebensenergie, die an gewissen Punkten im Körper zu Krankheiten führen können. Diese Stauungen der Lebensenergie, auch Chi genannt, können durch die Akupunktur wieder in Fluss geraten. Da die Akupunktur erstaunliche Erfolge aufweisen kann, wird sie heute auch in vielen Kliniken angewandt. Hier beginnt die Schulmedizin sich langsam von der Besessenheit, alles beweisen zu müssen, abzuwenden. Nicht, was beweisbar ist, hilft nämlich dem Patienten, sondern in erster Linie das, was ihn tatsächlich gesund macht. Manchmal können Dinge eben erst nach langer Zeit bewiesen werden. Kopernikus konnte im 16. Jahrhundert seine Theorie, dass sich die Erde um die Sonne dreht ja auch nicht beweisen. War sie deshalb falsch?

3. *Die Eigenblutherapie* ist eine Therapie, von der die meisten Leser schon gehört haben werden. Der Heilpraktiker entnimmt aus der Armvene etwas Blut und spritzt dieses dann tief intramuskulär in den Po. Die Menge des Blutes und ob das Blut mit anderen Mitteln vermischt wird, z. B. mit Homöopathika, hängt von dem Behandler ab. Einige Bücher empfehlen die langsame Steigerung der Menge des eingespritzten Blutes, um den Körper nicht zu überfordern. Die Methode ist besonders geeignet für die Umstimmung des Körpers. Wie bei einer Impfung wird der Körper mit seinem eigenen Blut geimpft, d.h. er muss sich mit eventuellen Antigenen oder Bakterien und sonstigen Eigenheiten, die sein Blut ausmachen, beschäftigen. Man könnte also sagen, dass dem Körper ein Spiegel vorgehalten wird und sich weiter vorstellen, dass er dadurch lernen kann, was ihm fehlt, um wieder in sein Gleichgewicht zu kommen.

Die drei oben dargestellten Methoden sind diejenigen, die ich im Herbst 2001 benutzte, um mein Gesundheitsniveau zu festigen. Die unterschiedlichen Schritte waren notwendig, um den Körper umzustimmen und um ihn wiederholt darauf aufmerksam zu machen, dass sich die Zeiten nun ändern würden. Wichtig war auch, ein neues Schema zu etablieren, das dem Körper erlaubt, aus seiner passiven Rolle hinauszukommen.

Der Körper beim Asthma Bronchiale reagiert auf für ihn allergische Reize. Für Psyche, Körper und Seele bedeutet dies, dass sie durch äußere Einflüsse in ein Reaktionsmuster gezwängt werden, das dem Menschen im wahrsten Sinne des Wortes keine Zeit zum Atmen, d.h. keine Ruhe gönnt, selbst *initiativ* zu werden. Damit gerät die Person des asthmatisch erkrankten Menschen in eine Art Opferrolle, in der er keine Wahl mehr hat, außer zu reagieren. Zwischen den Reaktionsphasen (Darmentzündung, Heuschnupfen, Asthmaanfall, etc...) kommt es zur Erschöpfungsphase, also einem Zeitraum, in der der Asthmatiker / Allergiker besonders empfindlich für Infekte ist. Dieser in der untenstehenden Abbildung dargestellte Zusammenhang erklärt auch nochmals, warum Asthmatiker sich fern halten müssen von Reizmitteln wie z.B. Alkohol, Kaffee, Tabakqualm und Milch. Sie gönnen dem Körper nicht die notwendige Ruhe, zumal dieser aufgrund seiner "Opferrolle" ohnehin abgelenkt ist und sich auf seine wirklichen Probleme nicht konzentrieren kann. Mit Anlehnung an die oben beschriebene Metapher in Bezug auf die Eigenbluttherapie könnte man sagen, der Körper hat keine Zeit mehr in den Spiegel zu schauen, um zu erkennen, was denn verkehrt läuft und was nicht.

Abbildung 2 : Reiz-Reaktionsmuster beim Asthma Bronchiale

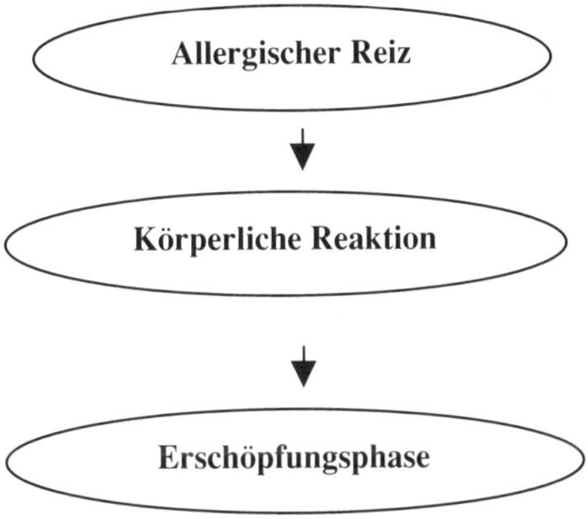

Das dargestellte *Reiz-Reaktionsmuster* erklärt auch, warum Allergiker oft so erschöpft sind. Diejenigen, die durchschlafen können, brauchen oft bedeutend mehr Schlaf, um sich von den laufenden Allergieattacken erholen zu können. Entwickelt man das Muster logisch weiter, so kann man sich vorstellen, dass der Körper zwei Arten von Reaktionsweisen im Laufe des Lebens erlernt hat. Die erste Reaktionsweise führt dazu, dass er auf den wiederkehrenden Reiz anscheinend nur wenig reagiert. Das ist zum Beispiel bei den vier Nahrungsmitteln Milch, Schweinefleisch, Weizen und Zucker der Fall, die in Band 1 anhand der Tempelkonstruktion vorgestellt worden sind. An diese Lebensmittel hat der Körper sich so sehr gewöhnt, dass er zumeist starke allergische Reaktionen im Blut aufweist, dass es aber nicht unbedingt zur allergischen Reaktion kommt. Nimmt der Körper jedoch ein Stoff auf, z.B. Baumwollsamenstärke aus Tabletten, so kann es zu einer sehr starken Reaktion kommen, obwohl der Körper diesen Stoff eigentlich noch gar nicht kennt, d.h. ihn nicht als Allergen kennen gelernt hat. Es ist durchaus denkbar, dass der Körper den Stoff toleriert hätte, wenn er nicht durch die allergisierende Wirkung der vier obengenannten Lebensmittel schon ein hohes allergisches Potential erreicht hätte.

Der Körper reagiert also auf Lebensmittel, die er mit ihrem allergischen Potential schon seit Kindesbeinen an kennt anders, als auf Allergene, die er erst später als für ihn schädlich erkannt hat. Hier kann es durch wiederholten Kontakt zu immer stärkeren allergischen Reaktionen kommen, selbst wenn z.B. eine Insektenstichallergie ursprünglich auf einer Unverträglichkeitsreaktion beruht. (Auch bei Nicht-Allergikern gibt es durch den Bienenstich eine Rötung und leichte Anschwellung der Haut). Kommt der Körper nun wiederholt mit dem Gift des Bienenstachels in Kontakt, so kann er jedes Mal heftiger reagieren. Die wenigsten Menschen kommen dann auf den Gedanken, von der Reaktion auf den Bienenstachel auf die Situation ihres gesamten Immunsystems und eventuelle Nahrungsmittelallergien zu schließen.

Viele Allergiker werden mit der sogenannten Hyposensibilisierung behandelt. Dabei wird dem Allergiker ein Gemisch aus den Stoffen zugeführt, auf den sie allergisch reagieren. In meinem Fall waren dies z.B. Katzenhaare, Milben, Baum- und Gräserpollen. Ich machte die Hyposensibilisierung in den Jahren 1995 bis 1996 in Form von Spritzen und 1998 noch einmal in Tropfenform, d.h. durch orale Einnahme. Die Spritzen, die ich einmal wöchentlich bekam, waren sehr unangenehm, schmerzhaft und lösten heftige Reaktionen aus. Auch die Tropfenform fruchtete bei mir nicht und verschlimmerte meine Bereitschaft, auf Allergene zu reagieren noch zusätzlich.

Mit meinem heutigen Wissen würde ich in eine Hyposensibilisierung auch nicht mehr einwilligen. Sie "gewöhnt" den Körper ja nur an die Allergene, wie z.B. auch eine Gewöhnung an die vier Nahrungsmittel, die ich in der Tempelkonstruktion aufgelistet habe, von Kindesbeinen an gewährleistet sein kann, ohne dass dadurch aber das Potential des Körpers, allergisch zu reagieren, vermindert ist. In dieser Hinsicht kann also auch eine "erfolgreiche" Hyposensibilisierung nichts anderes sein als eine Verschiebung der Symptomatik auf andere Allergene. Außerdem entspricht die Hyposensibilisierung dem beschriebenen Reiz-Reaktionsschema. Der Körper bleibt in seiner Opferrolle, in der er nur reagieren kann oder langsam die Lust an der Reaktion verliert, ohne aber wirklich zu gesunden.

Wie aber führt man den Körper aus dem Reiz-Reaktionsmuster heraus? Ich entschloss mich im Herbst 2001 meinem Körper rechtzeitig vor dem Absetzen des Cortisons mit den notwendigen Informationen zu versorgen, um Allergien abwenden zu können. Durch die Kombination von Akupunktur und Einläufen konnte ich Atembeschwerden nicht nur coupieren, sondern ich war auch in der Lage, ihnen auf natürlicher Weise vorzubeugen. Regelmäßige Akupunkturwochen hatte ich bereits seit dem Sommer 2001 eingelegt. Hierbei stach ich mir die Akupunkturnadeln neben den Fingernagel des Daumens und zwar immer in die Seite, die dem Zeigefinger am nächsten ist. Stellt man sich den Daumennagel als Quadrat vor, so wäre es jeweils der Hautbereich neben der unteren, dem Zeigefinger zugewandte Ecke, in der der Einstich der Nadel zu einer Verbesserung der Atmung führte.

Einen weiteren Einstichpunkt fand ich am dritten Wirbel des Brustbeins. Dieser Punkt schmerzt viele Asthmatiker. Für den Fall, dass man Angst vor dem Einstich der Nadel hat, ist es ebenfalls möglich, diesen Punkt zu massieren bzw. durch Druck entsprechend der Akupressur zu bearbeiten. Ich begann mit der Akupunktur, nach dem ich gelesen hatte, dass in China schon Grundschüler lernen, sich mit Akupunkturnadeln selbst zu behandeln. Auch wenn ich noch nie Probleme mit der Handhabung von Akupunkturnadeln hatte, möchte ich meine Leser bitten daran zu denken, dass abgebrochene Akupunkturnadeln im Körper nur schwer wieder zu finden sind und zu einer Einlieferung ins Krankenhaus führen. Wenn eine Nadel abbricht, darf man sich nicht mehr bewegen, da sie sonst unter Umständen nicht mehr gefunden werden kann. Es bietet sich also an, Akupunktur mit Vorsicht zu betreiben und gegebenenfalls lieber einen Akupunkteur aufzusuchen. Als letztes möchte ich die beiden Atempunkte erwähnen, die sich links und rechts der Wirbelsäule etwa auf Höhe der Schulterblätter befinden. Diese Punkte schmerzen oft, sind gelegentlich aber nur schwer zu finden. Eine Massage der Punkte durch z.B. einen Familienangehörigen führt jedoch oft zur unmittelbaren Atemerleichterung. Mir ist aufgefallen, dass Akupunktur bei mir immer auch eine Langzeitwirkung hat, sodass zwei

Wochen Nadelnsetzen bei mir zu einer deutlichen Stärkung des Allgemeinbefindens führte. Ich wiederholte diese „Kur“ alle drei Monate.

Durch Akupunktur lernt der Körper schon vor der Ankunft der Allergene durch die Stimulanz der Nadeln sich mit sich selbst zu beschäftigen. Die Aktion (nämlich die Beschäftigung mit sich selbst und die damit verbundene Stärkung des Allgemeinbefindens) verhindert das spätere allergiebedingte Reagieren.

Die Eigenblutherapie, die ich im Oktober 2002 begann, hatte genau dies zum Ziel: Mein Körper sollte durch steigende Dosen des injizierten Eigenblutes vermischt mit Vitamin C zum Umdenken bewegt werden. Gleichzeitig sollte es zu einer Stärkung des Immunsystems kommen. Ich wollte verhindern, dass ein Absetzen des Cortisons zu einem *Reboundeffekt* und damit zu einem Rückfall in das Reiz-Reaktionsschema führen würde. Ich hatte Angst, erneut unter starken Allergien leiden zu können. Dies hätte nicht nur meinen Plan, das Cortisonspray abzusetzen, zunichte machen können, sondern hätte unter Umständen auch zu einem erneuten Einsatz von Asthmasprays führen können, die ich doch nun seit langer Zeit nicht mehr eingenommen hatte. Seit Februar 2002 hatte ich, gemessen an der Inhalierung von 2 x 2 Hub Broncho®Spray / Tag, die ich über viele Jahre hinweg eingenommen hatte, 960 Hub Asthma-Spray bzw. fast 5 ganze Sprays, wenn man von 200 Hub pro Spraydöschen ausgeht, eingespart. Dieser Erfolg durfte nicht gefährdet werden.

Neben der Akupunktur und der Eigenbluttherapie entschloss ich mich außerdem, die Bioresonanztherapie auszuprobieren. Ich erinnerte mich an meine Zeit am Max-Planck-Institut in Köln, wo mir ein Kollege einmal von dieser Therapie berichtet hatte.

Ich fand die Vorstellungen, mit Schwingungen Allergien heilen zu können, zu schön um wahr zu sein. Aber ich hatte früher ja auch das Absetzen meines Asthmasprays nicht für möglich gehalten, und so begann ich mit der Therapie. Was ich nicht gewusst hatte, war, dass mit der Bioresonanzmethode in Kombination mit der Akupunktur auch Diagnostik betrieben werden konnte.

Der mich behandelnde Arzt, ein ehemaliger Oberst, der sein Handwerk bei der Bundeswehr gelernt hatte, verband die Bioresonanztherapie mit der Ohrakupunktur. Er machte mich darauf aufmerksam, dass ich *Palladium* in einer meiner Goldfüllungen in einem Backenzahn habe, was mir zu schaffen machen würde. In der Tat hatte ich immer Schmerzen an diesem Zahn. Außerdem sagte er mir, ich würde immer noch unter einer Amalgambelastung leiden, obwohl ich zu diesem Zeitpunkt gar kein Amalgam mehr im Körper hatte.

Die Bioresonanzsitzungen taten mir sehr gut. Nachdem ich mir von meinem alten Zahnarzt eine Übersicht über das von ihm verwendete Material in meinen Zähnen hatte schicken lassen, staunte ich nicht schlecht. In der Tat hatte ich in dem von meinem Arzt ausgetesteten Zahn ein minderwertiges Goldinlay mit *Palladium*, obwohl alle anderen Inlays kein Palladium enthielten. Durch die Ohrakupunktur wurden mir parallel zu den Schwingungen, die in meinen Körper übertragen wurden, Schmerzen an meinen Zähnen genommen. Ich spürte auch ein Rumoren im Bauch und fühlte mich zunehmend besser. Ich hatte die Bioresonanztherapie, die hier Bicomtherapie genannt wurde, für mich entdeckt.

Diese unterschiedlichen Therapiemethoden führten zu einer Festigung meines Gesundheitszustandes. Durch mein in Band 1 aufgestelltes Vitaminprogramm, das ich bis zu diesem Zeitpunkt kaum verändert hatte, führte ich meinem Körper außerdem zahlreiche Vitalstoffe zu. Bereits zu diesem Zeitpunkt reagierte er viel weniger aggressiv auf Allergene. Vor allem das Weglassen von Milch, Schweinefleisch und Zucker sowie von Farbstoffen und Geschmacksverstärkern hatte dazu geführt, dass mein Körper jetzt immer längere Entspannungsphasen zwischen den mittlerweile als leicht zu bezeichnenden allergischen Problemen hatte. Ich nutzte aber diese Entspannungsphasen, in denen der Körper nun weit weniger erschöpft war, als früher, um die drei unterschiedlichen Therapien durchzuführen, um so meinen Körper in seinem Heilungsprozess zu unterstützen. Jetzt *agierte* ich. Aus dem Muster "Allergische Symptomatik – Reaktion des Körpers – Medikament" wurde nun das Muster "Therapiesitzung – Gewollte Reaktion des Körpers". Bereits ab November 2001 konnte ich zum ersten Mal wieder Zwiebeln und Knoblauch essen.

KAPITEL 2 : CORTISONFREI MIT 30 JAHREN

Am 31.12.2001 feierte ich in Saas-Fee meinen 30. Geburtstag. Es war herrlich. Ich hatte mich auf den Weg nach Saas-Fee gemacht, da das Städtchen aufgrund seiner Höhe die ideale Umgebung für einen milbenfreien Urlaub bietet. Wohlweislich hatte ich mein eigenes Deckbett mitgebracht, um einer Belastung durch Bettfedern zu meiden. Ich hatte mich bereits am 26.12.2001 auf den Weg gemacht. Wir wollten mindestens 10 Tage in den Bergen verbringen, um meinem Körper ausreichend Zeit zu geben, um sich zu entspannen. Der Urlaub war recht teuer für zwei Personen in der Ausbildung. Außerdem hatten wir kein preisgünstigeres Ziel mehr buchen können – der Urlaub war von mir sehr kurzfristig gebucht worden. So hatten wir nur noch etwas im schönen und recht teuren Saas-Fee gefunden, wo wir den ganzen Tag Ski fuhren und die Abende im Schwimmbad der Gemeinde verbrachten.

Der Grund für unseren spontanen Urlaub lag in einer Überlegung, die ich Ende November traf. Ich erinnerte mich nämlich an meinen Kuraufenthalt in der Hochgebirgsklinik in Davos, in der ich mich mit 16 Jahren für 4 Wochen aufhalten durfte. Damals hatte ich Ekzeme an Armen und Beinen bekommen und diese auf die Saunaanlage in Davos zurückgeführt. Ich dachte schlichtweg, ich wäre mit einem Pilz oder etwas ähnlichem in Berührung gekommen. Nach meiner Rückkehr blieben die Ekzeme eine Weile, bevor sie wieder verschwanden. Gleichzeitig hatte ich eine deutliche Verbesserung meiner Atemprobleme verspürt, die jedoch nach etwa zehn Monaten nachgelassen hatte. Ich brachte diese Erinnerung nun in Zusammenhang mit meinen bisher gemachten Erfahrungen und erinnerte mich dabei an den Prozess der Gesundung beim Allergiker, den ich in Band 1 bereits besprochen habe.

Was wäre also, wenn die Ekzeme, die ich in Davos bekam, die ersten Schritte eines Heilprozesses waren? Hatte der behandelnde Arzt damals nicht selber gesagt, dass dies manchmal passiert, nämlich dass Ekzeme erst in der Höhe "herauskommen". Da hatte er sich geirrt. Dieses "Herauskommen" ist nämlich der erste Schritt zur Heilung. Ich wollte wieder in die Klinik nach Davos, jedoch gelang es mir nicht. Kuraufenthalte werden in der Regel nur noch in Deutschland genehmigt, und hier gab es keine Kurklinik in der für mich ausreichenden Höhenlage. Die Kuren, die ich hätte machen können, wären reine Zeitverschwendung gewesen!

Ich musste mir also Geld leihen und schnellstmöglich ins Hochgebirge auf eine vergleichbare Höhe fahren, um meinen Gesundungsprozess weiter nach vorne treiben zu können.

Bereits nach 5 Tagen Aufenthalt aß ich am 31.12.2001, an meinem 30. Geburtstag ein Käsefondue, wie ich es früher bis zum Eintreten meiner Käseallergie immer getan hatte. Ich war immer davon ausgegangen, dass man alles, was „man" bis zu seinem 30. Lebensjahr nicht lernt, nicht mehr lernen würde. Das sehe ich heute natürlich anders. Nun schien sich ein Traum zu erfüllen: Ich aß an meinem 30. Geburtstag ein

Käsefondue, ohne Probleme zu bekommen. Doch das viel Unglaublichere passierte 2-3 Tage später, als ich bemerkte, dass ich ganz vergessen hatte, mein Cortisoninhalat einzunehmen. Ich war verunsichert. Sollte ich es jetzt schon absetzen, einfach so? Mir ging es atemtechnisch prima. Ich hatte allerdings Notfallmedikamente nicht dabei. Diese hatte ich mir besorgt, falls es in Anschluss an das Absetzen des Cortisons zu einem *Reboundeffekt* kommen würde. Zu ihnen zählten Solosin®-Trinkampullen, Spiropent®-Tropfen und ein Asthmaspray. Ich wollte kein Risiko eingehen. Jetzt schien sich das Problem jedoch von selbst erledigt zu haben. Ich beschloss, bis zu meiner Rückkehr am 7. Januar nach Bonn - Bad Godesberg zunächst kein Cortison mehr einzunehmen und mir dann weitere Gedanken zu machen. So genoss ich die letzten Tage meines Urlaubs.

Zurück in Bonn nahm ich immer noch kein Cortison ein. Ich war nun noch viel mehr als früher in der Lage festzustellen, was mein Körper essen wollte und was nicht. Ich hatte einen herrlichen Urlaub verbracht und wusste nun ganz sicher, dass ich ein "Hochgebirgs-Typus" war. Es gibt auch Allergiker, bei denen der Aufenthalt an der See ähnliche Effekte mit sich bringt, sodass sie also plötzlich alles essen können "wie früher" und gar keine Probleme mehr haben. Diese Wirkung hatte das Hochgebirge auf mich und ich wusste, ich würde nun versuchen, einmal jährlich in die Höhe zu fahren, um meinen Gesundheitszustand dauerhaft zu festigen.

Unterschiedliche Klimabedingungen und Genesungsvoraussetzung bei Asthma und Allergien nach Typ

	Landschaft	Effekt
Typ 1	Hochgebirge	Gesundheitsverbesserung bei einer Höhe von über 1600m, u.a. durch Karenz von Pollen und Milben
Typ 2	Meer	Gesundheitsverbesserung am Meer, besonders auch der Haut
Typ 3	Flachland	Verbesserung beim Verlassen der Höhenlage oder des Meerreizklimas

Es wird also unter meinen Lesern jedoch auch jene geben, die nicht zum Typus 1 gehören, dem das Hochgebirge zuträglich ist, sondern zum Typus “Meeresklima”, die ich als Typus 2 bezeichnen möchte. Andere wiederum leben schon in den Bergen oder am Meer und fahren regelmäßig ins flache Hinterland, um ihrem Körper ein anderes, reizärmeres Klima zu gönnen. Dies sind die Allergiker des Typus 3. Auf einer meiner Reisen erzählte mir eine schweizer Dame aus dem Engadin, dass einige schweizer Kantone ihre Kranken hinunter ins Flachland schicken würden, um sie dort zu kurieren, da die Höhenlage nicht für alle Personen auf Dauer geeignet sei. So bleibt es an jedem selbst für sich festzustellen, welcher Landschaftstypus er ist und in welcher der jeweiligen Landschaften er eine unmittelbare Besserung seiner Beschwerden nach nur kurzer Zeit erfährt.

Im Januar war ich nun cortisonfrei. Doch schon nach zwei Wochen bekam ich starken Auswurf beim Husten. Ich hatte dies auch schon früher gehabt, wusste aber, dass Auswurf von allergischen Reaktionen in der Regel weiß ist und nicht gelblich, bräunlich oder grün. Ich wollte auch kein Risiko eingehen, so dass ich zu meiner Hausärztin ging und sie um eine Analyse meines Sputums bat, wie man den Auswurf medizinisch nennt. Ich musste dazu zwei Sputumproben abgeben, die eingeschickt wurden. Mir war klar, dass durch das jahrelange Benutzen des Cortisoninhalates meine Schleimhäute in den Bronchien geschwächt waren. Die normalen Keime, die in jedem Respirationstrakt, also Atemtrakt, zu finden sind, mussten im Laufe der Zeit durcheinander gekommen sein. Meine Vorsicht sollte belohnt werden.

In der Sputumprobe fand sich der Keim *Stenotrophomonas maltophilia* zusammen mit Sporen des Pilzes *Candida albicans*. Jetzt war guter Rat teuer. Das Bakterium *Stenotrophomonas maltophilia* gehört zur Gruppe der grammnegativen, aeroben Bakterien und kommt fast überall in der Natur (Gewässer, Boden, Tiere, Pflanzen) vor, vor allem aber auch im Krankenhaus in Infusionslösungen oder in medizinischem Gerät.

Für eine nosokomiale Infektion, also eine im Krankenhaus erworbene Infektion, sprach einiges, zumal ich einige Wochen zuvor kurze Zeit in einer Zahnklinik verbracht hatte. Hinzu kam, dass auch *Candida Albicans* oft bei Krankenhausaufenthalten eine geschwächte Schleimhaut befallen kann. Ich erinnerte mich, dass der Schleimhautbefall von *Candida Albicans* außerdem eine Nebenwirkung des Cortisoninhalates war.

Jetzt, im Laufe des Prozesses der Gesundung, schien sich nicht nur die Allergie Schritt für Schritt zurückzuziehen, sondern es schienen auch die eigentlichen Schwächen meines Körpers zum Vorschein zu kommen. Schon zwei Monate später - ich hatte durch eine konsequente Diät und Antibiotikatherapie das Bakterium und die von ihm ausgelöste Bronchitis überwunden - bekam ich wieder Auswurf. Eine erneute Sputumprobe erwies, dass es diesmal ein anderer Erreger war, der ebenfalls im Erdreich vorkommt. Auch hier half die Antibiotikatherapie.

Ich war in eine seltsame Situation geraten. Aus der Freude, kein *Cortison* mehr nehmen zu müssen, war der Zwang entstanden, kein Cortison mehr nehmen zu dürfen. Denn Cortison kann zur starken Vermehrung von Bakterien und Pilzen führen. Ich war mir bewusst, dass es mit den sich wiederholenden bakteriologischen Infekten etwas auf sich hatte. Zunächst musste ich aber lernen, meinen Körper vor den Nebenwirkungen zu schützen, die die Gabe von Antibiotika nach sich zog. Außerdem wollte ich sichergehen, dass die Pilze in meiner Lunge nicht eine Folge von einem Pilzbefall meines Darms waren. In der Literatur liest man immer wieder vom Befall des Darmes infolge ungesunder Ernährung. Dieser Pilzbefall kann sich dann auch auf andere Organe des Körpers ausweiten.

Hinzukam, dass ich nicht hundertprozentig wusste, ob ich mir

Bakterium und Pilze im Krankenhaus eingefangen hatte und erst jetzt, einige Monate später infolge der Umstellungsphase meiner Schleimhäute im Respirationstrakt zu wachsen begonnen hatten. Ich musste auch von anderen Infektionsquellen ausgehen. Im Februar, direkt nach der ersten bakteriellen Infektion meiner Atemwege, hatte ich meinen Luftbefeuchter ausgestellt und auf den Müll geworfen. Wie schon in Band 1 erwähnt, kenne ich keinen Luftbefeuchter, den ich guten Gewissens empfehlen kann. Dann entschloss ich mich, die Wärmerückgewinnungsanlage im Haus meiner Eltern, in dem ich im Keller eine Einliegerwohnung bewohnte, auszustellen.

Über diese Anlagen berichtete ich bereits in Band 1. Ich hatte im Februar 2002 das Gefühl, dass die Luftumwälzung und die angesaugte Luft, die von außerhalb des Hauses kam und durch ein Rohrsystem in die einzelnen Zimmer gelangte, Schuld an gelegentlich plötzlichen Atembeschwerden haben könnte, unter denen ich manchmal litt. Am Tag vor Karfreitag 2002 passierte jedoch ein Fehler. Die Anlage war ohne mein Wissen angeschaltet worden. Schon beim Frühstück bekam ich Atemprobleme, wie ich sie gar nicht mehr kannte. Was hatte das zu bedeuten? Ich hatte seit Monaten keine Maisstärke gegessen und reagierte auf andere Allergene so gut wie gar nicht mehr. Ich war deprimiert. Trotzdem holte ich mir einen Stuhl, stieg auf ihn und befühlte eines der Belüftungsrohre, dessen Öffnung in der Decke des Wohnzimmers angebracht war. Ich entdeckte durch den Luftzug, dass die Anlage angeschaltet war, aber es war bereits zu spät. Schon am selben Abend hatte ich eine Bronchitis mit Auswurf. Ich war niedergeschlagen: Ich würde wieder eines Antibiotikums bedürfen. Da gegenüber unserem Haus ein Neubau entstand, kombinierte ich, dass die beiden Bakterien sehr wohl aus aufgewirbeltem Erdreich über die Wärmerückgewinnungsanlage ins Innere des Hauses gelangt sein konnten.

KAPITEL 3 : DARMSANIERUNG NACH ANTIBIOTIKAGEBRAUCH UND CANDIDA ALBICANS

Die Einnahme von Antibiotika dient der Zerstörung von Bakterien. Leider werden dabei auch Bakterien in Mitleidenschaft gezogen, die im Darm des Menschen leben und die wichtige Aufgaben beim Verdauungsprozess übernehmen. Da ich fest davon überzeugt bin, dass alle Allergien im Darm ihren Ursprung haben, lag mir eine intakte Darmflora besonders am Herzen. Da Antibiotika auch die gesunden Darmbakterien dezimieren, kann dies zu einer Ausweitung von Pilzen, wie Candida Albicans führen. Man muss sich also die Darmflora als ein Gewirr von Bakterien und natürlich vorkommenden Pilzen vorstellen, bei dem die Beseitigung einiger Bakterienstämme zu der Dominanz anderer führt. Darüber hinaus können sich Pilze umso besser ausbreiten, je mehr die Darmflora durch Antibiotika geschwächt wird.

Ich begann also, mit der Antibiotika-Einnahme vor allem Früchte zu essen und Brot und Mehlspeisen zu meiden. Gleichzeitig nahm ich ein Anti-Pilz-Medikament ein, dessen Wirkstoff Nystatin bei der Beseitigung von Pilzen hilft. Als ich es nicht optimal vertrug, wechselte ich zu einem anderen Antipilzmittel, das ebenfalls zur Reduktion der vorhandenen Pilzstämme beiträgt. Nach der Einnahme beider Medikamente und der strengen Ernährung, die ich mit hohen Dosen Vitamin C und Zink kombinierte, waren bei einem erneuten Sputum-Test keine Bakterien und keine Pilzstämme im Sputum mehr nachweisbar. Ich begann nun, eine Woche lang mit Hilfe von Darmspülungen und der oralen Zufuhr von Darmbakterien meine Darmflora aufzubauen.

Bereits nach einer Woche hatte ich wieder eine intakte Darmflora. Das gleiche Procedere musste ich noch einmal nach Ostern nach der erneuten Gabe von Antibiotika über mich ergehen lassen. Diesmal nahm ich das Antipilzmittel Nystatin in flüssiger Form zu mir und begnügte mich mit einer geringen täglichen Dosis. Nach kurzer Zeit funktionierte meine Verdauung wieder reibungslos und ich blieb auch nach diesen beiden Bronchitiden vom Januar und März 2002 *cortisonfrei*. Zu diesem Zeitpunkt überlegte ich, welche weiteren Maßnahmen im Interesse meiner Gesundheit getroffen werden mussten. Mir wurde klar, dass die Auseinandersetzung mit Bakterien einer der Schwachpunkte meines Körpers war. So begann ich zu laufen. Ziel dabei war es, zunächst kurze Strecken zu laufen und dann langsam meine Laufdauer zu steigern. Ich wollte mich täglich mit 30 Minuten begnügen. Diesen leichten Sport hatte ich mir gewählt, um meine Bronchien belastbarer zu machen. Ich erhoffte mir so, die Selbstheilungskräfte meines Körpers zu motivieren und meine Schleimhäute abzuhärten.

Trotz Pollensaison lief ich täglich ohne Beschwerden und konnte sogar – als ehemaliger Belastungsasthmatiker – mein Nahrungsergänzungsmittel *DMG*, das ich seit etwa einem Jahr bei körperlichen Anstrengungen eingenommen hatte, zur Seite legen. Ich fühlte mich prächtig.

Gleichzeitig begann ich, mir Gedanken über die Ursache der

Allergien zu machen. Mir war klar, dass allergische Reaktionen durch die Proteine im Körper ausgelöst werden. Proteine bestehen aus Aminosäureketten, die im Körper durch eine Vielzahl von Enzymen gespalten werden. Genauso gibt es aber Enzyme, die Kohlenhydrate und Fette bei der Verdauung so spalten, dass sie vom Körper im Darm verarbeitet werden können und ins Blut aufgenommen werden.

Seit längerer Zeit aß ich unglaubliche Mengen von Ananas, einer Frucht, die über 200 Enzyme enthält, und somit für den Körper von außergewöhnlicher Bedeutung sein kann. Ich fühlte mich sehr wohl durch den Verzehr von frischer Ananas. Gleichzeitig nahm ich nach wie vor Zink zur Stärkung der Abwehrkräfte. Zink wird jedoch auch zur Stimulierung der Bauchspeicheldrüse eingesetzt, also zur Pflege des Organs, das für die Produktion zahlreicher Verdauungsenzyme zuständig ist.

In einem Buch hatte ich gelesen, dass Allergien auch dadurch entstehen können, dass der Darminhalt, sprich das Essen, zu lange Zeit im Darm ist, weil es nicht richtig verdaut werden kann. Was wäre also, wenn die Verdauungsfähigkeit des Menschen für die Genese von Allergien entscheidend wäre? Ich erinnerte mich, dass mein Akupunkteur eine Blockierung meiner Bauchspeicheldrüse infolge des Palladium-Inlays in meinem Backenzahn ausgetestet hatte. Ich hatte also ohnehin Grund, davon auszugehen, dass meine Bauchspeicheldrüse etwas träge war. Außerdem konnte ich mir gut vorstellen, dass Stress und die Belastung mit Schwermetallen, also z.B. Quecksilber aus Amalgam-

Plomben, die Aktivität der Enzymproduktion beeinflusste. Wurden aber nicht genug körpereigene Enzyme hergestellt, so musste dies bedeuten, dass der Speisebrei im Darm nicht ausreichend "zerlegt" würde und so zu große Proteinteile im Blut aufgenommen würden. Bei dem wiederholten Kontakt mit dem Blut würde der Körper dann allergisch auf das Nahrungsmittel reagieren, das er nicht in seine kleinsten Bestandteile zerlegen konnte.

Allergien würden also dann durch Enzymmangel erklärbar sein, wenn zumindest eines der vier Nahrungsmittel der Tempelkonstruktion, also Milch, Schweinefleisch, Zucker und Weizen, vom Körper nicht ausreichend aufgespalten werden kann. In dieser Hinsicht wären Allergien also nicht Reaktionen auf bestimmte Stoffe sondern lediglich auf *zu große Bestandteile* dieser Stoffe, die ins Blut gelangen und den Körper deshalb irritieren.

Ich wurde nachdenklich. Ich versuchte, mir mehr Informationen über Enzyme zu besorgen und begann, mich über ihre therapeutische Verwendung eingehend zu informieren. Am auffälligsten war die Behandlung von rheumatischen Erkrankungen mit Enzymen. Ich hatte gehört, dass man bei Rheuma durch die Gabe von Enzymen erstaunliche Erfolge erzielte. Da Rheuma ein chronisch entzündlicher Prozess vor allem der Gelenke ist, dachte ich über die Parallele zum Asthma nach. Auch bei Asthma handelt es sich ja um einen chronisch-entzündlichen Prozess. Ich war aufgeregt. Sollte die Einnahme von Enzymen wirklich solch hervorragende Effekte auf meinen Körper haben?

Noch im Februar, ich hielt mich gerade bei Freunden in Berlin auf, begann ich mit der Einnahme von Enzymen. Doch ich sollte enttäuscht werden: Die von mir in einer Apotheke erstandenen Enzyme bekamen mir nicht. Ich hatte ein Produkt gewählt, das Pankrease, also jenes Enzym, das für die Zerlegung von Proteinen zuständig ist, enthielt. Gleichzeitig enthielt es – wie so viele Arzneimittelprodukte des deutschen Marktes - Farbstoffe. Außerdem wurde die Pankrease aus der Bauchspeicheldrüse des Schweins gewonnen – also einem der Lebensmittel, die an der Genese von Allergien beteiligt sind. Das war natürlich nicht ideal. Ich suchte nach einem Produkt, das möglichst kein Schwein enthielt, frei war von Farbstoffen und auch andere Enzyme, wie z.B. Lactase und Protease, enthielt. Die meisten deutschen Arzneimittel enthalten Farbstoffe, Maisstärke und lediglich eine Art von Enzym. Ich wusste aber, dass für die Zerlegung der Milch vor allem Lactase im Verdauungstrakt verwendet werden muss. So hatte ich nun eine klare Vorstellung von dem Produkt, das ich suchte.

Es dauerte einige Zeit, bis ich zwei unterschiedliche Produkte ausprobieren konnte, die beide aus dem Ausland stammten. Das eine enthielt sechs unterschiedliche Enzyme, die aus Pilzen und aus der Papaya-Frucht gewonnen wurden. Das andere enthielt acht Enzyme, von denen Pankrease allerdings wiederum aus der Pankrease vom Schwein stammte. Beide Produkte probierte ich aus. Ich nehme sie heute im Wechsel und zwar einmal täglich. Außerdem esse ich zusätzlich jeden zweiten Tag frische Ananas. Diese „Therapie“ führe ich noch heute durch und bin überzeugt von der unterstützenden Wirkung von Enzymen auf entzündliche

Vorgänge im Körper und auf ihre besondere Bedeutung bei der Behebung von Allergien.

Enzyme werden mittlerweile bei entzündlichen Erkrankungen wie z.B. Zahnleiden oder auch Rheuma eingesetzt. Ich bin deshalb zuversichtlich, dass zukünftig die Einnahme von Enzymen verstärkt bei der Therapie des Asthma Bronchiale Anwendung finden wird. Angehörige meiner Familie, die unter Rheuma leiden, haben große Erfolge durch die Einnahme der Enzyme erzielt, weshalb ich zuversichtlich bin, dass diese Therapie auch für andere entzündliche Prozesse von Vorteil ist.

Während meines Berlin - Aufenthaltes verbrachte ich einige Zeit in den Cafés rund um den Zions-Kirch-Platz. Beim Frühstück in einem der zahlreichen Cafés überlegte ich mir, welche Schritte ich unternehmen konnte, die natürliche Produktion meiner körpereigenen Enzyme anzuregen. Wie konnte ich meine Bauchspeicheldrüse stärken? Ich erinnerte mich daran, irgendwo gelesen zu haben, dass Schwermetalle die Tätigkeit der Bauchspeicheldrüse behindern konnten. Obwohl ich kein Amalgam mehr in meinem Körper hatte, wusste ich, dass die Halbwertszeit von Quecksilber 18 Jahre betrug. Das bedeutete, dass das Quecksilber, was aus den Amalgamfüllungen im Laufe der Zeit ausgetreten war, auch weiterhin in meinem Körper vorhanden sein würde. Auch ein Test mit Hilfe der Bioresonanz hatte darauf hingedeutet.

Ich wollte also das Quecksilber in meinem Körper loswerden. Doch welche Möglichkeiten gab es, um dies zu erreichen? Ich begann zu lesen und sprach mit meinem Akupunkteur und einem Zahnarzt, den ich über das Internet gefunden hatte, und der selbst für alternative Heilmethoden ein offenes Ohr hatte. Sie brachten mich auf die Idee, Algen für die Entgiftung von Quecksilber einzusetzen. In Algenprodukten, z.B. hergestellt aus der Süßwasser Alge Chlorella, sind Stoffe enthalten, die Quecksilber an sich binden können, indem sie sogenannte Chelate, also Verbindungen, mit dem Quecksilber eingehen, so dass dieses dann ausgeschieden werden kann. Ich besorgte mir unterschiedliche Algenprodukte und probierte sie nacheinander aus. Sie bekamen mir nicht besonders. Außerdem bezweifelte ich, dass eine "schnelle Entgiftung" mit den Algenpräparaten durchführbar war.

Mittlerweile hatte ich gelesen, dass Amalgam-Plomben für viele Allergien verantwortlich gemacht werden. Ich fragte in meiner Umgebung umher und stellte fest, dass alle jungen Menschen, die ich kannte und die eine chronische Krankheit hatten, solche Plomben in ihrem Mund hatten. Und zwar im Durchschnitt über acht. Sicherlich kann man hierdurch keine wissenschaftliche Aussage treffen. Mit der Methodik, die ich am Max-Planck-Institut während meinen Forschungen gelernt hatte, würde man dies als *selektive Wahrnehmung* bezeichnen, d.h. dass die Tatsache, dass alle Personen mit chronischen Krankheiten über acht Amalgamfüllungen haben, durchaus eine zufällige Beobachtung sein konnte. Doch es fiel mir auf, dass Personen, die keinerlei gesundheitliche Probleme haben, die ich also als zu den "Gesündesten" meiner Freunde und Bekannten zähle, kein Amalgam im Mund hatten.

Ich beschloss, einen Plan zur Entgiftung meines Körpers aufzustellen. Mir waren homöopathische Mischpräparate, also Mittel, die aus mehreren homöopathischen Substanzen bestehen, zur Entgiftung empfohlen worden. Ich war mir jedoch nicht sicher, ob ihr Einsatz wirklich vernünftig war. Zunächst suchte ich nach geeigneten Vitalstoffen, die ich in mein Nahrungsergänzungsmittel-Programm aufnehmen konnte. Gluthation und Taurin sind zwei Aminosäuren mit entgiftender Wirkung. Ich begann, sie regelmäßig einzunehmen. Dass Gluthation darüber hinaus eine positive Wirkung für das Lungengewebe hat, war mir zunächst nicht bekannt und sollte sich erst später herausstellen. Ich nehme heute Gluthation zusammen mit Vitamin C täglich ein. Taurin nehme ich ebenfalls täglich nach dem Frühstück ein. Es sollte nicht auf leeren Magen genommen werden, da es dann zu Bauchschmerzen führen kann.

Neben den beiden Aminosäuren, die meine Entgiftung einleiten sollten, begab ich mich auf die Suche nach chemischen Stoffen, die in der Medizin zur Entgiftung von Quecksilber eingesetzt werden. Ich fand den Wirkstoff, der abgekürzt mit DMPS bezeichnet wird. Es gibt ihn in Kapselform maisfrei nur von der Firma Mercurival. Dass eine Kapsel etwa 30 Euro kostet, schien mir ziemlich happig, jedoch wollte ich ohne hin nur drei Kapseln in einem Zeitraum von neun Monaten zu mir nehmen. Ende Februar tat ich dies das erste Mal. Ich nahm mir den ganzen Abend und nächsten Tag frei und schluckte die Kapsel. Anschließend trank ich Unmengen von Wasser und Fruchtsäften. Ergänzend nahm ich einige wenige Süßwasseralgentabletten ein und ernährte mich für einige

Tage vor allem von frischem Obst. Schade war nur, dass ich mich bei Thunfisch nun zurückhalten musste, denn er ist für seinen hohen Quecksilbergehalt bekannt. Dabei esse ich Thunfisch so gerne!

Die Anwendung von DMPS ist nicht ohne Gefahren, denn es können – wie im Beipackzettel beschrieben – Nebenwirkungen eintreten, die unter anderem den Herzmuskel beeinträchtigen. Es wäre deshalb nicht verkehrt, die Entgiftung zusammen mit einem Arzt durch zu führen, um mögliche Gefahren und Schrecken nach der Einnahme der Kapsel auszuschließen. Außerdem gibt es Urintests, die Sie bei ihrem Arzt oder Heilpraktiker durchführen lassen können und die teilweise Aussagen über ihre Quecksilberbelastung zulassen. Auf jeden Fall empfiehlt sich eine Entgiftung von *Quecksilber* bei chronischen Erkrankungen nach bzw. während der Sanierung des Zahnapparates.

Dabei sollten sie darauf achten, dass neue Zahnfüllungen aus hochwertigen Goldlegierungen stammen und kein *Palladium* enthalten, wie im ersten Band bereits dargestellt wurde. Da die Verwendung von DMPS nicht nur Schwermetalle wie Quecksilber aus dem Körper entfernt, sondern auch zum Abbau von Zink und Kupfer führt, sollten am folgenden Tag nach der *DMPS-Gabe*, Zink (90mg) und Kupfer (3mg) dem Körper zugeführt werden. Eingenommene Mineralstoffe und Spurenelemente während der Einnahme von DMPS können die Wirkung blockieren, da sich das DMPS dann auf diese Präparate “stürzt”, anstelle mit dem Quecksilber, das sich im Körper angereichert hat, *Chelat-Bindungen* einzugehen.

Entgiftungsprogramm bei Quecksilberbelastung bzw. Amalgam im Mund

1. *Einnahme von Zink*
2. *Einnahme von Glutathion und Taurin*
3. *Einnahme von DMPS-Kapsel(n), Häufigkeit abhängig von einem beim Arzt oder Heilpraktiker durchzuführenden Urintest*
4. *Meidung von Thunfisch*
5. *Viel Wasser und Fruchtsäfte trinken*
6. *Am Tag der DMPS – Gabe kein Zink und keine Mineralstoffe einnehmen*
7. *Am Tag nach der DMPS-Gabe 3 mg Kupfer und 90mg Zink einnehmen*

Im April buchte ich im Rahmen meiner Heilpraktikerausbildung einen Kurs im Legen von Infusionen. In Kürze lernte ich, wie man eine Infusion in die Armvene legt. Ich benutzte meine neuen Kenntnisse dazu, mir im Rahmen meiner Amalgamentgiftung selbst Infusionen zu legen. So konnte ich meinem Körper Zink, Vitamin C und Magnesium direkt durch die Vene zuführen und so die Zellen meines Körpers direkt zur Aufnahme dieser drei Stoffe bewegen. Es blieb nicht aus, dass ich eine neue Entdeckung machte: Eine Infusion mit nur 600 - 900mg Vitamin C konnte Atemprobleme, z.B. ausgelöst durch ein altes, verstaubtes Buch, bereits während der Gabe von Vitamin C verschwinden lassen. Wenn ich also einmal einen schlechten

Tag hatte – und das kam nun sehr selten vor –, dann half mir eine Vitamininfusion unmittelbar. Ich stellte jedoch fest, dass Vitamin B 12 hingegen nur als Depotspritze in den Arm wirkt. Außerdem darf die Anzahl der Vitamininfusionen nicht übertrieben werden. Ich entschloss mich, einmal die Woche eine Vitamininfusion anzulegen. Bei drohenden Infekten, Zahnschmerzen oder bei Müdigkeit erhöhte ich die “intravenöse” Vitaminzufuhr auf zweimal wöchentlich. Ich hielt jedoch mein in Band 1 vorgestelltes *Vitamin-Programm* mit einigen Abänderungen aufrecht.

Abbildung 3 : Erweiterte Tempelkonstruktion zur Genese allergischer Krankheiten

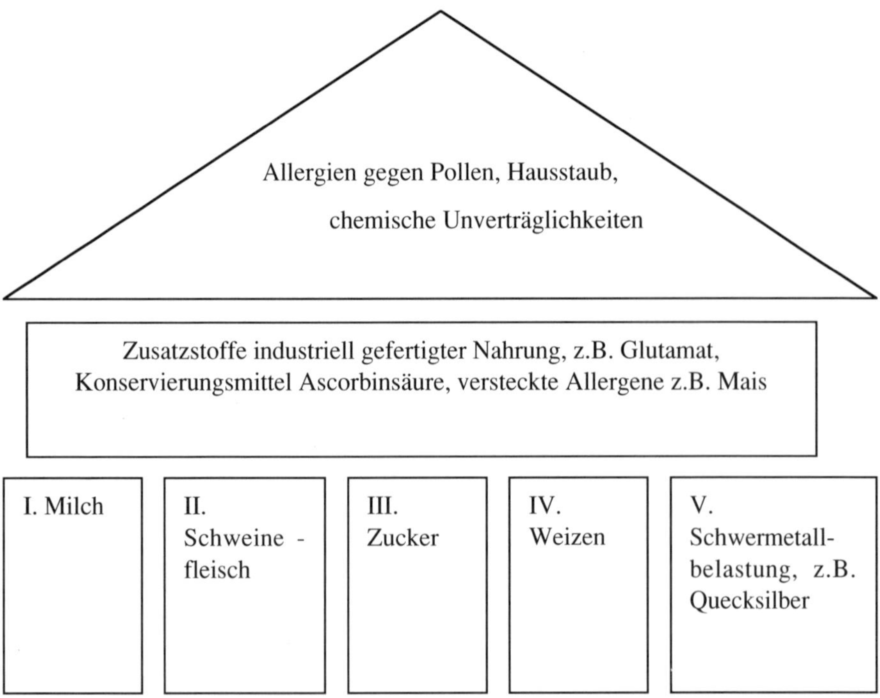

Bis zum Mai 2002 hatte ich nicht nur neue Erkenntnisse über Bakterien, Enzyme und die Sanierung des Darms gewonnen. Ich kannte nun eine weitere Methoden, Asthmaanfälle bzw. leichte Atembeschwerden, die ich noch ab und zu hatte, zu coupieren und zwar durch die Gabe einer Vitamin C-Infusion (in der Regel mit Magnesium). Außerdem hatte ich eine neue Säule entdeckt, die ich meinem Tempel nun hinzufügen konnte: die Schwermetallbelastung, die ich besonders in Bezug auf das Quecksilber als allergieauslösend erkannt hatte. Schließlich und endlich hatte ich eine neue Lieblingsfrucht, zu der neben der morgendlichen Banane und Orange nun die Ananas zählte.

Tabelle: Methoden, einen Asthmaanfall zu coupieren bzw. leichte Atemprobleme zu unterbrechen

	Methode	"Zubehör"
Einlauf	Einlauf mit kühlem Wasser zur Darmreinigung	Irrigator aus dem Sanitätshaus
Nahrungs-ergänzungsmittel	Einnahme von Vitamin B 12	z.B. Vitasprint in Ampullenform zum Trinken oder intramuskuläre Spritze von 1000 Mikrogramm
Nahrung	Verzehr einer Orange	Ungespritzte (!) Orange aus dem Ökoladen
Homöopathika	Einnahme von 15 Tropfen in einem Wasserglas	Asthma Gastreu von Reckeweg
DMG	Unter der Zunge zergehen lassen	DMG ist nur im Ausland zugelassen. Es kann für sehr viel Geld über deutsche Apotheken bezogen werden
Vitamininfusion	Infusion in die Armvene beim Arzt oder Heilpraktiker	Unterbricht leichte Atemprobleme und beugt Atemproblemen vor. 1x die Woche

KAPITEL 4 : DIE ROLLE DER ZÄHNE

Es war zum verrückt werden. Ich hatte seit geraumer Zeit immer wieder Kieferschmerzen unten rechts. Was auch immer ich dagegen unternahm, die Schmerzen kehrten immer wieder. Durch Elektroakupunktur wurde eine Kieferostitis ausgetestet, d.h. eine Entzündung des Knochens. Die musste durch die zahlreichen Eingriffe, die ich unten rechts im Kiefer hinter mich gebracht hatte, entstanden sein. Bei einem Australienurlaub 1994 hatte ich mir einen Backenzahn behandeln lassen. Leider war er falsch behandelt worden. Ein "Buschdoktor" zementierte den in Deutschland wurzelbehandelten Zahn einfach zu. Zurück in Deutschland wurde er dann wurzelresektioniert - sprich ein Teil der Wurzel abgeschnitten. Auch bei diesem Eingriff bekam ich keine Antibiotika, sodass eventuell vorhandene Keime sich wahrscheinlich ungehindert ausbreiten konnten. Schließlich hatte ich starke Schmerzen und geschwollene Lymphdrüsen bekommen und hatte mir beide Backenzähne ziehen lassen. Ich wollte die Beschwerden einfach los sein. Ein Zahnarzt überredete mich jedoch, schon bald nach der Extraktion sehr teure Platin-Implantate, die angeblich auch für Allergiker ungefährlich sind, in den Kieferknochen einpflanzen zu lassen. Von diesem Zeitpunkt im November 1998 an hatte ich einen latenten Schmerz im rechten Kiefer. Ich wurde damit vertröstet, dass es etwas Zeit brauchen würde, bis der Körper sich an die Implantate gewöhnt haben würde.

Im September 2001 waren die Schmerzen dann so groß,

dass ich die Implantate wieder herausnehmen ließ. Dieses Unterfangen war äußerst schwierig. Der Zahnarzt, der sie mir verkauft und eingepflanzt hatte, verfügte nämlich nicht über die notwendigen Instrumente, um die Implantate wieder herauszuholen. Und auf den Röntgenaufnahmen sah man keine Entzündung. Aus rechtlichen Gründen wollte mir nun niemand die Implantate heraus operieren, sodass ich immer verzweifelter wurde. Eine Operation ohne durch "Röntgenaufnahme" geklärten Befund hätte nämlich dazu führen können, dass ich den Zahnarzt oder Kieferchirurgen im Nachhinein hätte anzeigen können, und zwar aufgrund der Tatsache, dass er mir geholfen hat. Demnach wollte mir kein Arzt helfen. Welch eine Situation!

Schließlich half mir der Direktor der Bonner Medico-Klinik, Herr Dr. Dr. S. Die Herausnahme der beiden Implantate stoppte den Schmerz, und bis zum April 2002 blieb auch alles ruhig. Im April 2002 begann ich jedoch mit einem Sportprogramm. Ich sehnte mich danach, endlich wieder lange laufen zu können und es machte mir Spaß, in der Pollensaison ohne Arzneimittel durch den Kottenforst bei Bad Godesberg zu joggen. Zu dieser Zeit trank ich auch zum ersten Mal wieder einen Cocktail und gönnte mir Pizza und Krabben, wenn ich das Gefühl hatte, ich könnte diese ohne weiteres vertragen.

Eines Tages jedoch wollte ich zehn Kilometer laufen. Es machte mir unheimlich Spaß und ich schaffte es auch ohne Probleme. Doch die Dichte meiner sportlichen Übungen hatten meinen Trainingswillen ad absurdum geführt: Anstelle "lächelnd" 20 Minuten zu traben, wollte ich immer weiter laufen. Es war jedoch noch zu früh. Der Körper muss langsam trainiert werden. Heute führe ich meine erneute Entzündung des rechten Unterkiefers auch auf den übertriebenen Sportwillen zurück. Die Schmerzen entwickelten sich langsam. Ich ging zu meinem Akupunkteur und ließ die Seite austesten. Dann ging ich zu meinem Zahnarzt, der mir sogenannte Heilinjektionen verschrieb und sie mir rechts unten in den Mund injizierte.

Bei den Heilspritzen handelte es sich um sogenannte "Nosoden", d.h. es wird dem Körper in verdünnter Form ein Extrakt verabreicht, das aus entzündetem Kiefergewebe gewonnen wird. Die Injektionen halfen jedoch nicht. Die Entzündung war bereits zu weit fortgeschritten. Ich bekam in zunehmender Dosis das Antibiotikum Sobelin® verabreicht, erst als Saft, dann in Tablettenform. Die Schmerzen wurden jedoch stärker, so dass ich schließlich nach Pfingsten ins Bundeswehrkrankenhaus nach Koblenz in die Ambulanz der *Mund-Kiefer-Gesichtschirurgie* fuhr. Ich wurde stationär aufgenommen. Auf dem Röntgenbild sah man wieder einmal nichts Genaues. Der diensthabende Arzt wollte mich genauer untersuchen und durch ein Szintigramm feststellen lassen, ob es sich bei den Kieferschmerzen wirklich um eine Entzündung handelte. Bei einem Szintigramm wird ein radioaktives Kontrastmittel gespritzt, das sich im Knochen anreichert und das später durch eine Art "Geigerzähler" Veränderungen im Skelett darstellen kann.

Ich war natürlich kein Freund solcher radioaktiver Untersuchungen und hätte am liebsten sofort Antibiotika-Infusionen bekommen, die bei Kieferostitis das Mittel der

Wahl sind. Eine lediglich orale Einnahme von Antibiotika-Tabletten reichte nicht aus. Doch eine Freundin eines Freundes, die selbst Zahnärztin ist, hatte mich bereits vorgewarnt und mir berichtet, dass diese Untersuchung gemacht werden würde. Dies lag nun auch mir am Herzen, da ich endlich wissen wollte, warum ich diese Schmerzen hatte und von welcher Stelle meines Kiefers sie genau kamen. Doch auch die Szintigraphie konnte den genauen Herd nicht deutlich machen. Es wurde lediglich ein Prozess des Knochenumbaus festgestellt, wie er bei entzündlichen Prozessen vorkommt. Man sprach von einer kleinen Entzündung, entschloss sich aber trotzdem, mich mit Antibiotika-Infusionen zu behandeln.

Ich war heilfroh, denn die Vorstellung, unverrichteter Dinge wieder nach Hause fahren zu müssen, war furchtbar. Ich wollte den kleinen Herd, der ja auch größer werden konnte, einfach loswerden. Der behandelnde Arzt fragte mich, ob ich ein Schmerzmittel zur Beruhigung der Nerven im Kiefer haben wollte. Ich lehnte jedoch zunächst ab, wusste ich doch, welche allergisierende Wirkung Schmerzmittel auf den menschlichen Körper haben können. So hatte ich früher des öfteren Aspirin eingenommen und lehnte dieses Medikament nun ab. Ich hatte im Laufe der Zeit eine Aspirin-Allergie bekommen und wusste auch von anderen Personen, bei denen nach längerer Einnahme von Aspirin Allergien entstanden waren. “Aber gegen die Einnahme eines Vitamin-B Präparates haben Sie nichts?” fragte mich der behandelnde Arzt. Ich dachte ich träumte. Ich fragte verblüfft: “Woher wissen Sie, dass Vitamin B-Präparate gegen Nervenreizungen helfen?”. Er antwortete mir, dass Vitamin B auf der Station des Bundswehrkrankenhauses seit langem bei Reizungen der Nerven infolge von entzündlichen Prozessen im Kiefer verabreicht würde. Genau genommen handelte es sich um ein Vitamin B1 Präparat, das zusammen mit Vitamin B6 verabreicht wurde. Auf meine Nachfrage, wie es denn dazu kommen würde, dass man im Bundeswehrkrankenhaus auch Vitamine zur Therapie einsetzte, antwortete er mir lapidar: "Was hilft, hilft."

Ich konnte das Vitamin B Präparat nicht einnehmen, denn es enthielt Maisstärke. Natürlich. Aber ich merkte mir die Dosis. Man verabreichte 3 x täglich 100mg von beiden B-Vitaminen. Mein Komplex-Präparat, das ich dem Arzt natürlich stolz zeigte, enthielt nur 10 mg jeweils, so dass ich nun täglich 3-4 Tabletten einnahm, um später für kurze Zeit auf ein anderes, höher dosiertes Präparat umzusteigen.

Tabelle: Vitamindosierung bei Nervenreizungen im Kieferbereich

Vitamin	Dosierung
B1	3 x 100mg täglich
B6	3 x 100mg täglich

Doch wieso hatte ich immer wieder Probleme mit meinen Zähnen? Ich hatte mir die Zähne immer regelmäßig geputzt. In meiner Kindheit hatte ich eine feste Zahnspange, die ich in Zusammenhang mit meinen Allergien bringen musste, da sie zum Großteil während der "Spangenzeit" entstanden waren. Natürlich kannte ich nicht die genauen Bestandteile der Metallkonstruktion, die ich 4 Jahre lang festinstalliert in meinem Mund getragen hatte, aber ich rechnete damit, dass es sich um Nickel und Aluminium gehandelt haben musste – beides Stoffe, die für ihr Allergiepotential bekannt sind. Durch ein Austauschprogramm verbrachte ich 1988 sechs Monate in den USA. Hier war die Zahnpflege sehr fortschrittlich und ich wurde mit Zahnseide, professioneller Zahnreinigung und den "Orange Sticks" vertraut gemacht. Bei letzteren handelt es sich um Holzstäbchen, mit denen man das Zahnfleisch massiert um eine bessere Durchblutung zu gewährleisten. Dennoch war bei dem Austausch meiner Amalgamfüllungen unter den meisten Karies festgestellt worden – eine Tatsache die mir nicht einleuchten wollte. Hatte der Zahnarzt schlecht gearbeitet? Oder lag es einfach an der mangelnden Fähigkeit meines Körpers, mit den kariesauslösenden Bakterien umgehen zu können?

Ein neues Gedankenspiel ermöglichte eine Studie über Nahrungsergänzungsmittel, die mir in die Hände viel. Hier war behauptet worden, dass die meisten an Asthma erkranken Kinder aufgrund eines chronischen Calciummangels an Osteoporose, also an einer Erweichung der Knochen leiden. Da in der Wissenschaft bekannt ist, dass bei Calciummangel die Knochen große Teile ihres Calciumgehaltes verlieren, fing ich an, nachdenklich zu werden. Hatten am Ende meine Zahnprobleme und auch die Probleme meines Kieferknochens nicht nur mit einer eingeschränkten Fähigkeit des Körpers mit dem Umgang mit Bakterien zu tun, sondern eventuell auch mit einem chronischen Calciummangel?

Als ich weiter über den Mineralstoff Calcium nachlas, fand ich heraus, dass Calcium auch bei Allergien eingesetzt wird. Ich hatte zwar bis zu diesem Zeitpunkt täglich eine Flasche Hohes C mit Calcium getrunken, wollte meine Calciumzufuhr nun aber dringend erhöhen.

Ich erinnerte mich, dass ich in meiner Kindheit und meiner Jugend sehr viele "Calciumfresser", d.h. Süßigkeiten und Limonaden zu mir genommen hatte. Nun schien es fast so, dass die Gesundheit meiner Zähne vor allem von dem Calciumgehalt meiner Nahrung abhing. Ich begann also, neben meinen Zahnpflegemaßnahmen, wie zusätzlichem Gurgeln mit dem Mundwasser Meridol®, mit der Einnahme von mindestens 2g Calcium pro Tag. Zusätzlich nahm ich 4 Tabletten meines Vitamin-B-Komplexes ein.

Zuvor hatte ich es mit dem homöopathischen Mittel "Calcium Fluoratum" versucht, das bei Karies empfohlen wird. Auch dieses Mittel implizierte einen Zusammenhang zwischen Karies und dem Calciumhaushalt der Zähne. Ich entschloss mich jedoch, mich mit der Calciumgabe zu begnügen. Dennoch hatte die Kieferentzündung mich nachdenklich gemacht. Auch hierbei handelte es sich ja um einen bakteriellen Infekt. Seit dem Absetzen des Cortisons hatte ich in vier Monaten insgesamt vier Mal Antibiotika einnehmen müssen. Dreimal für die Bronchien, einmal für die Zähne. Dies machte mich nicht gerade glücklich. Dennoch schienen nun die Schwachpunkte meines Körpers und die Ursachen meines Asthmas zu Tage zu treten.

Ich hatte damit gerechnet, dass das Absetzen der chemischen Medikamente, die ich vom 16. bis zum 29. Lebensjahr eingenommen hatte, mir helfen würde, mein ursächliches Krankheitsbild offenzulegen. Nun schien ich das Problem identifizieren zu können: Es war der Umgang mit Bakterien, den mein Körper nicht gelernt hatte. Mein Immunsystem funktionierte prima, ich hatte ein ausgeklügeltes Vitamin-Programm entworfen, was mir zu besonderer Fitness verhalf und ich verlor eine Allergie nach der anderen. Aber ich hatte von Januar bis Juni 2001 vier Mal Antibiotika nehmen müssen. Eine recht merkwürdige Situation. Alles deutete darauf hin, dass Bakterien die wahren Auslöser der Entzündungen waren, und zwar nicht die Bakterien an sich, sondern der Umgang meines Körpers mit ihnen. Am Wochenende nach Pfingsten kam mir der Zufall zur Hilfe, mich weiter mit dieser Theorie zu beschäftigen. Die Mutter einer Freundin, die aus der Nähe von Cochem an der Mosel stammt, litt unter einer Kälteallergie. Ich hatte von einer solchen Erkrankung noch nie gehört. Der Körper reagiert auf Kälte mit allergischen Schockreaktionen, wie Atemnot und Hautveränderungen. Bei einem Besuch in der Mainzer Universitätsklinik war ihr mitgeteilt worden, dass bei 50% der Kälteallergiker die intramuskulöse Gabe von Penicillin über die Dauer von 14 Tagen zu einem Verschwinden der Beschwerden führte. Man wisse zwar nicht, wieso, würde diese Therapie jedoch bereits bei zahlreichen Patienten durchführen. Penicillin! Anfang des 20. Jahrhunderts erfunden und erstmals nach dem 2. Weltkrieg eingesetzt, wirkt es gegen Bakterien. Sollten also die entzündlichen Reaktionen auf Kälte mit einem Bakterium zusammenhängen, mit dem der Körper verlernt hatte umzugehen?

Wenn Bakterien wirklich in enger Beziehung mit meinem früheren Asthma Bronchiale stehen, so wollte ich meinen Körper trainieren, zukünftig vernünftiger mit ihnen umzugehen. Ich erinnerte mich in Gesprächen mit meinen Eltern an meine frühe Kindheit. In der Tat hatte ich vom zweiten bis zum vierten Lebensjahr häufig in Sagrotan® – einem desinfizierendem Badezusatz, der meines Wissens mittlerweile vom Markt genommen wurde - gebadet. Da meine Großmutter Krankenschwester auf einer TBC-Station im Krieg gewesen war, hatte sie immer peinlichst auf Hygiene geachtet. So hatten wir alle dieses Verhaltensmuster übernommen – und waren Allergiker geworden. Ich vermute deshalb "aus dem Bauch heraus", dass der Körper von Geburt an bis zum vierten Lebensjahr den Umgang mit den Bakterien lernen muss, will er später nicht an Allergien erkranken. Ab dem vierten Lebensjahr spielte ich nämlich auf Feldern und im "Dreck", so dass das Versäumnis den Umgang mit Bakterien zu lernen wohl auf die Anfangsjahre meines Lebens zurückzuführen sein musste.

Wie würde ich es nun lernen mit Bakterien umzugehen? Dies war die eigentliche Herausforderung, die aus dem Absetzen des *Cortisons* erwachsen war. Ich hatte damit neue Eckpfeiler für den Gesundungsprozess gefunden, an denen ich mich orientieren konnte. Das Vitalstoffprogramm sollte meinen bisher erreichten Gesundheitszustand erhalten. Die

Enzyme sollten die körperlichen Ursachen der Allergien, nämlich die Schwäche, Proteine in Aminosäuren aufzuteilen, beheben. Der Umgang mit Bakterien, der nach dem Absetzen des Cortisons zum eigentlichen Problem meines Organismus wurde, schien die Ursache der Schwierigkeiten meines Körpers zu sein, zwischen Gut und Böse nicht wirklich unterscheiden zu können, denn er bekämpfte einige Bakterien nicht ausreichend und hatte andererseits lange Zeit Nahrungsmitteln, die schon seit Jahrhunderten auf dem Speiseplan der Menschheit stehen, den Krieg erklärt.

Sicherlich, mir war noch nicht umfassend klar, wie und in welcher Weise genau ich meinem Körper den Umgang mit Bakterien beibringen wollte. Jedoch hatte ich einen neuen Denkansatz, der vielversprechend war. Kurze Zeit später las ich in einem Zeitungsartikel über Ärzte, die ihren Patienten beim Asthma Bronchiale Bakterien spritzen, die sie – wenn ich mich recht erinnere – aus Schweinemist gewonnen hatten. Ich habe das Gefühl, dass schon bald Impfungen für Allergiker mit Bakterien angeboten werden, die es dem Immunsystem erlauben, zu lernen, was es durch übertriebene Sterilität einmal vergessen hat. Sicherlich kann ich nicht beschwören, dass dies für alle Allergiker der richtige und einzig gangbare Weg sein wird. Dafür unterscheiden sich die Formen des Asthma Bronchiale von Individuum zu Individuum zu sehr. Außerdem bin ich überzeugt, dass immer mehrere Ansätze für die Heilung von Allergien, Neurodermitis, Asthma Bronchiale und nicht-allergischem Asthma notwendig sind. Wie sie der Abbildung entnehmen können, halte ich für die Heilung des allergischen Asthma Bronchiale eine Kombination von Vitalstofftherapie,

Enzymtherapie und eines Lernprogramms für den Körper zum Umgang mit Bakterien für unumgänglich.

Abbildung 4 : Schwerpunkte für die Heilung von Allergien

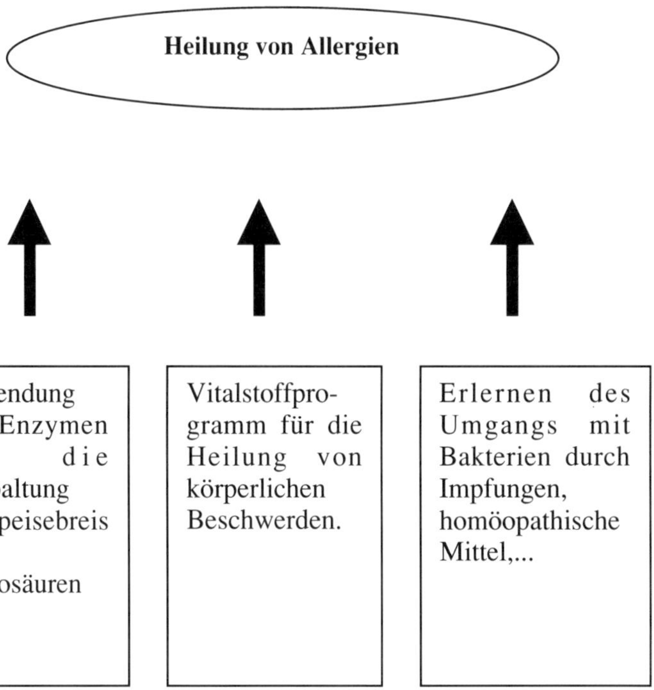

Die gesunde Ernährung erlaubt dem Körper, wieder Signale wahrzunehmen und zu erkennen. Durch meine Anstrengungen war es mir gelungen, ein Gefühl der Gesundheit und Beschwerdefreiheit kennen zu lernen, das ich von meinem 16. bis 29. Lebensjahr überhaupt nicht gekannt hatte. Jetzt plötzlich wusste ich, was Beschwerdefreiheit und somit normales Atmen waren. Es war erst diese schrittweise Gesundung, die mir ein Gefühl dafür gab, was mein Körper essen wollte und was nicht. So aß ich z.B. jetzt regelmäßig Fisch, obwohl ich früher gegen Fisch allergisch war. Ich begann mich ganz auf meinen Körper zu verlassen. Auch fühlte ich immer, wenn etwas nicht stimmte oder wenn ich mehr Wasser trinken musste. Manchmal brauchte ich dringend Obst und nichts in der Welt konnte diesen Hunger auf Obst stillen außer eben Obst.

Wie bei der Auswahl meiner täglichen Nahrung lernte ich bald zu verstehen, welche Arten von Nahrungsergänzungsmitteln ich zu mir nehmen wollte und welche sich für mich eigneten. Dies gab mir die Möglichkeit, flexibel mal mehr, mal weniger an Vitaminen einzunehmen. Als ich einige Tage in einem Krankenhaus in Koblenz verweilte, konnte ich einen Tag mein Vitaminprogramm nicht einnehmen, da ich auf eine Blutuntersuchung wartete und nüchtern bleiben musste. Am nächsten Tag fing ich wieder an, die Vitalstoffe aus meinem Vitaminprogramm einzunehmen und der Effekt war erstaunlich. Ich hatte schon fast vergessen, wie segensbringend sich die Vitamine auf meinen Körper auswirkten.

Mittlerweile hatte ich jedoch mein Vitalstoffprogramm entscheidend verändert. Ich hatte unterschiedliche Dosierungen von Nahrungsergänzungsmitteln ausprobiert und hatte sogar eine Zeit lang verschiedene Multivitaminprodukte in meinen Plan aufgenommen. Ich konnte mich jedoch damit nicht anfreunden, da keines der Präparate ausschließlich die Nahrungsergänzungsmittel enthielt, die ich für die Heilung von Allergien für relevant ansah. Mein Körper gab mir keine klaren Signale hinsichtlich der Masse an Vitaminen, die sich in der einen Kapsel befanden. Auch widersprach es eigentlich meiner Überzeugung. Ich wollte die Vitamine, Mineralien und Spurenelemente in der Kombination einnehmen, wie ich sie jeweils benötigte. Ich nahm deshalb nur selten Kombipräparate, und wenn, dann nur aus einer Stoffgruppe, wie z.B. ein Vitamin B-Präparat. Es ist sehr schwierig, ein für Allergiker geeignetes Kombipräparat zu finden. In meinem ersten Jahr des Genesungsprozesses vertrug ich kein solches Präparat. Ab April 2002 wurde ich fündig und nahm von nun an täglich ein Vitamin B Komplex-Präparat ein.

Es erzeugt als Nebenwirkung ein starkes Hungergefühl, so dass ich es in der Regel vor oder mit dem Essen einnehme. Natürlich stammt dieses Präparat wieder nicht aus Deutschland. Die deutschen Produkte enthalten nämlich den billigen Trägerstoff Maisstärke. Diese Maisstärke – wie ich bereits in Band 1 bemerkte – wird in zunehmendem Maße aufgrund ihres geringen Preises in alles hineingepackt: Vitamintabletten, Marmeladen, Wurst, usw. Dies ist besonders für Menschen tragisch, die gar nicht wissen, dass sie gegen Mais (und eben nicht gegen z.B. die Marmelade) allergisch sind.

Ich habe mich immer gefragt, warum die deutsche Pharma-Industrie den Markt für Vitamine dem Ausland überlässt und in Deutschland den freien Verkauf von Vitaminen soweit wie irgend möglich verbieten will. In meiner Zeit beim Max-Planck-Institut in Köln hatte ich mich mit Lobbyismus in Brüssel beschäftigt. Mir war dabei aufgefallen, dass vor allem die deutsche Industrie sich gegen den freien Verkauf von Vitaminen, wie er in anderen Ländern Europas üblich ist, einsetzt. Dies wurde immer im Namen des Verbraucherschutzes getan, sprich mit dem Argument, der Bürger sei zu dumm, sich selber seine Vitamine zu wählen, die er für seine Genesung benötigt. Das soll lieber der Arzt machen (und damit gleichzeitig die Krankenkassenbudgets noch weiter belasten). Dominiert hier das Interesse, Medikamente zu verkaufen gegenüber dem wirklichen Bedarf des Verbrauchers nach freiverkäuflichen Vitaminen?

Hintergrund der Bemühungen der deutschen Industrie war nicht, wie ich zunächst vermutete, dass sich die USA zum Hauptlieferanten von Vitaminen auch für Europa gemeistert hatten. Dort ist der freie Verkauf von Vitaminen in hoher Dosierung schließlich nicht verboten. Der Grund für die Initiative der deutschen Pharma-Industrie beruht wohl auf der Tatsache, dass Vitamine nicht patentiert werden können und auch nicht durch teure Tests zugelassen werden müssen. Sie sind körpereigene Substanzen, die den Körper heilen und keine chemischen Mittel, wie sie z.B. in der Notfallmedizin ja durchaus Sinn machen. Da Vitamine also kaum teurer Tests bedürfen und nicht patentiert werden müssen, kann sie jeder verkaufen – und damit lassen sich eben keine guten

Geschäfte machen. Als die kriminellen Preisabsprachen vor allem der deutschen Pharma-Industrie bei Vitaminen durch die Europäische Kommission geahndet wurden, entschloss man sich, Vitamine so weit wie möglich vom Markt “zu fegen”. Steckt hier vielleicht die Befürchtung der Pharma-Industrie dahinter, wir – die Verbraucher - könnten uns mit Vitaminen heilen und bräuchten dann z.B. kein Asthma Spray und keine Kortikoide mehr? Im Namen des Verbraucherschutzes wird hier mit dem Verbot des freien Vitaminhandels der Import (maisfreier!) amerikanischer Produkte zu verhindern versucht – schockierend vor allem dann, wenn man gerade gelernt hat, auf die chemische Mittel zu verzichten und wenn man weiß, was dies für die hiesige Verfügbarkeit von Vitaminen bedeuten würde.

Ich bitte meine Leser, mir diesen Einschub zu verzeihen, aber er zeigt, dass alternative Heilmethoden unter Beschuss stehen, da sie – wenn sie funktionieren – chemische Medikamente vom Markt verdrängen. Natürlich habe ich nichts gegen diese Medikamente. Solange Heilung nicht in Sicht ist und man keine Alternative hat, ist das Rezeptieren von Asthmamitteln durch den Arzt mehr als sinnvoll. Aber die Frage muss bleiben: Was fehlt dem Körper?

Eine Begebenheit, die Dr. Lothar Burgstein in seinem Handbuch schildert, bringt dies auf den Punkt: “[Ein] Professor (...) hat einmal in meiner Gegenwart eine Person, die reichlich Aspirin zu sich nahm und es sehr lobte, gefragt, “Glauben Sie wirklich, dass Sie an Arthritis leiden, weil Ihrem System Aspirin fehlt?” Genauso wie der Körper kein Aspirin braucht, benötigt er auch kein zusätzliches Cortison, weil ihm

Cortison fehlt. Er benötigt Cortison, weil ihm Vitalstoffe bzw. Enzyme oder ganz einfach die Kenntnisse vom Umgang mit Bakterien fehlen.

Widmen wir uns also der Frage nach einem optimalen Vitalstoffplan, den ich für die Absetzung des Cortisons und die Festigung meines Gesundheitszustandes gewählt habe. Die unten aufgelisteten Vitalstoffe geben eine Übersicht über das Vitalstoffprogramm aus Band 1 mit den Ergänzungen und Veränderungen, wie ich sie seit Oktober 2001 sukzessive vorgenommen habe.

Der Vitalstoffplan musste einer ganzen Anzahl von Anforderungen entsprechen. Er sollte einmal die Nahrungsergänzungsmittel enthalten, die Entzündungen entgegenwirken. Gleichzeitig musste er das Immunsystem stärken und die Bildung weißer Blutkörperchen unterstützen, um mit Bakterien umgehen zu können. Aufgrund der zahlreichen Umweltgifte und der Amalgam- und Palladiumbelastung meines Körpers benötigte ich zusätzlich Vitalstoffe, die meinen Körper bei der Entgiftung unterstützten. Außerdem war es noch wichtiger als zuvor geworden, dass ich keine Atemprobleme mehr bekam, da ich einen Rebound-Effekt nach dem Absetzen des Cortisons im Januar 2002 vermeiden wollte.

Tabelle Nahrungsergänzungsmittelprogramm "Frei von Cortison"

Nahrungs-ergänzungs-mittel	Anwendung	Dosierung erstes Jahr
Vitamine		
Vitamin C	1. Oral als Kapsel 2. Natriumascorbat ½Teelöffel mit Wasser verdünnt für die Nase	1. 3-4g täglich 2. 4-5 Tropfen pro Nasenloch bei Bedarf
Vitamin E	Kapseln	200mg pro Tag
Beta-Carotin	Pulver	30mg
Vitamin B 12	Injektionen	1000 Mikrogramm alle fünf Tage
B-Komplex	Als Tablette	1 x täglich, mit mindestens 10 mg Vitamin B1 und 10 mg Vitamin B6
Mineralstoffe und Spuren-elemente		
Magnesium	500 mg – 1000 mg	Täglich abends
Zink	1. 30mg – 90mg 2. Zusammen mit 2-3mg Kupfer bei Erkältungen	1. Täglich zwischen den Mahlzeiten 2. Täglich zwischen den Mahlzeiten
Kombipräparat Knochen	hochdosiert	täglich
Selen	100 Mikrogramm	Täglich, zusammen mit Vitamin E
Calcium	2 g	Täglich
Aminosäuren		
Glutathion	50mg	Täglich morgens
Cystein	200mg	Täglich mit 1g Vitamin C und Gutathion
Taurin	1g	Nach dem Essen,1 x täglich
Enzyme	1 Kapsel	Nach dem Essen eine

		Kapsel, 1-2 x täglich
Sonstiges		
Q10	3 x 30mg Kapseln	90 mg oder mehr pro Tag
DMG (N,N-Dimethylglycin)	Tablette	1x eine Tablette unter die Zunge vor sportlicher Anstrengung oder bei leichter Atembeklemmung

Doch welche Vitalstoffe waren nun neu in das Vitalstoffprogramm hinzugetreten? Ich hatte Glutathion in Kombination mit Cystein schon ab Oktober in mein Vitalstoffprogramm hinzugefügt, da ich von der entgiftenden Wirkung der beiden Aminosäuren wusste. Außerdem fügte ich die Aminosäure Taurin hinzu, die ebenfalls eine entgiftende Wirkung hat. Ich nahm ab Februar 2002 zusätzlich ein Vitamin B-Präparat ein, das Vitamin B1, Vitamin B 6 und Folsäure enthielt. Vorher hatte ich keine Vitamin B-Präparate außer meine wöchentliche B 12 Spritze in mein Vitalstoffprogramm aufgenommen, da ich sie nicht gut vertrug. Schritt für Schritt war jedoch mein Körper stabiler, d.h. weniger leicht zu irritieren, so dass ich ihm nun den maisfreien Vitamin B – Komplex ohne Probleme zuführen konnte. Als neues "Highlight" nahm ich nun – neben dem regelmäßigen Verzehr von frischer Ananas – im zunehmenden Maße zahlreiche Enzyme zu mir – jedoch nur jeden zweiten Tag, um meinen Körper nicht zu überfordern.

Um meine Knochen zu stärken nahm ich ein Kombi-Präparat für den Knochenaufbau hinzu, das vor allem Calcium und Vitamin D3 enthält. Die Dosen von Vitamin E hob ich leicht an, ansonsten blieb die Einnahme von Vitamin C, DMG, Q10,

Magnesium und Zink unverändert. Mittlerweile spritzte ich mir jedoch 1000 Mikrogramm des Vitamin B 12 in der Regel im Fünf-Tages–Rhythmus.

Vitamin C nehme ich nach wie vor in Dosen von ca. 4 Gramm täglich ein. Vitamin C wirkt antiproportional zu Histamin, das bei Entzündungen und allergischen Reaktionen ausgeschüttet wird. Wer von meinen Lesern schon einmal einen Allergietest gemacht hat, der wird sich an die beiden Kontrollflüssigkeiten erinnern, die auf der Innenseite des Armes zusammen mit den zu kontrollierenden verflüssigten Allergene eingebracht worden sind. Bei den Kontrollflüssigkeiten geht es darum herauszufinden, ob die Haut überhaupt auf Histamin reagiert, d.h. ob sich auf der Haut die Allergien feststellen lassen. Das ist nur dann der Fall, wenn sich an der Stelle des Armes, wo Histamin in die Haut eingebracht worden ist, eine Rötung zeigt. Histamin ist also der Stoff, der bei Allergien und bei Entzündungen ausgeschüttet wird. Vitamin C wirkt ihm entgegen.

Vitamin C hilft aber auch bei Gesichtsschwellungen, bei Zahnfleischbluten und kann bei Depressionen helfen. Am bekanntesten ist das Vitamin C für seinen Schutz gegen Krebs geworden, da es die sogenannten freien Radikale abfängt. Man kann sich Vitamin C wie ein Rostschutzmittel vorstellen. Ein aufgeschnittener Apfel oxidiert zum Beispiel sehr schnell. Er wird dann an der Oberfläche braun. Streut man jedoch kurz nach dem Braunwerden Vitamin C auf den Apfel, so wird er wieder ansehnlich. Das gleiche macht Vitamin C im Körper. Es verhindert die Oxidation einer Reihe von Vitalstoffen und Lebensmitteln. So wird Gluthation und

Cystein am besten zusammen mit Vitamin C eingenommen, um die Oxidation zu verhindern und eine maximale Wirkung zu erreichen.

Glutathion ist das wichtigste wasserlösliche Antioxidans. Es kommt im Blut vor und vermag Vitamin C und Vitamin E durch die Bildung eines selenhaltigen Enzyms, das "Glutathionperioxidase" genannt wird, aufzubereiten. Das bedeutet also, dass mit der Einnahme von Glutathion und Selen eine Wiederaufbereitungsanlage für die beiden "antientzündlichen Kanonenboote" des Vitaminprogramms neu aufbereitet und geladen werden, nach dem sie zuvor schon eigentlich ihre antioxidialen Eigenschaften verloren haben. Ich habe Gluthation zusammen mit Cystein eingesetzt, um die Lungen zu schützen. Cystein wird zu Gluthation umgewandelt, wirkt jedoch selbst schleimlösend und Schleim verflüssigend.[3] In der Lunge finden sich etwa 50- bis 60-fach höhere Spiegel von Gluthation.[4] Hier wirkt das Glutathion als Schutz vor schädlichen Einflüssen durch Tabakqualm. Da sich bei chronischer Entzündung der Bronchien zunehmend mehr freie Radikale im Flüssigkeitsfilm der Lunge befinden, sind die beiden Aminosäuren ein wahrer Segen. Zusammen mit Vitamin C eingenommen entschleimen sie nicht nur, sondern sie entgiften auch den Körper.

Taurin ist eine weitere Aminosäure mit einem großen

---

[3] Gröber, Uwe; Orthomolekulare Medizin, Stuttgart: Wiss. Verl.-Ges., 2000, S. 156

[4] Gröber, Uwe; Orthomolekulare Medizin, Stuttgart: Wiss. Verl.-Ges., 2000, S. 156

Wirkungsfeld. Es wird oft als natürliches Potenzmittel gepriesen, findet seine eigentliche Bedeutung aber in seinen ausgeprägten antioxidativen Eigenschaften. Es kommt in hoher Konzentration im Auge und im Zentralnervensystem vor.[5] Gerade in Bezug auf das Zentralnervensystem (ZNS) schien mir die Gabe angebracht, führt doch eine Verengung der Atemwege notgedrungen zur nervlichen Anspannung. Darüber hinaus hat man herausgefunden, dass eine Taurin-Verarmung des Lungengewebes zu Lungenentzündungen führen kann.[6] Ich selbst nehme 1000 mg Taurin pro Tag ein. Jedoch sollte die Einnahme nicht auf nüchternen Magen erfolgen, da dies – wie ich selbst beobachtet habe – zu Bauchschmerzen führen kann.

Auch war bereits von Vitamin E die Rede, das ich seit Februar 2002 in Dosierungen von ca. 600 Milligramm einnahm. Es schützt die Körperzellen vor Allergenen und Bakterien und hat eine umfassende antientzündliche Wirkung.[7]

Es war für mich jedoch schwierig, die richtige Form der Vitamin E-Zufuhr zu entdecken. Ich hatte ursprünglich Vitamin E in künstlicher Form zu mir genommen. Vitamin E wird als Sammelbegriff für die *Tocopherole* verwendet. Es gibt das sehr wirksame Alpha – Tocopherol, sowie Beta-, Gamma- und Delta-Tocopherol. Die künstliche Form des

---

[5] Burgerstein, L.; Burgsteins Handbuch Nährstoffe, Haug Verlag: Heidelberg 2000, S. 164

[6] Burgerstein, L.; Burgsteins Handbuch Nährstoffe, Haug Verlag: Heidelberg 2000, S. 166

[7] Burgerstein, L.; Burgsteins Handbuch Nährstoffe, Haug Verlag: Heidelberg 2000, S. 346

Alpha-Tocopherol wird dl-alpha-Tocopherol genannt. Diese Form hatte ich zuerst eingenommen, da die meisten Vitamin-E-Präparate pflanzliche Öle und Fette enthalten, die ich nicht vertrug. Jedoch ist pflanzlich hergestelltes Vitamin E bedeutend wirksamer, sodass ich froh war, als ich ein Vitamin E-Produkt fand, dass ich einnehmen konnte. Ich nahm nun täglich 200mg des wirksameren Vitamin E ein, wobei mein Vitamin E-Präparat alle natürlichen Formen (von Alpha bis Gamma) der Tocopherole enthielt.

Selen ist neben Zink das Spurenelement, was dem Körper am zuträglichsten ist, um seine Immunabwehr zu stärken. Gemeinsam mit Vitamin C und Vitamin E beugt es Krebserkrankungen vor und hilft insbesondere bei der Entgiftung von Schwermetallen. Ich begann erst relativ spät, Selen einzunehmen. Ich griff auf ein Präparat zurück, das pro Kapsel 100 Mikrogramm des Spurenelementes enthält. Ich nehme es immer gemeinsam mit Vitamin E ein. Deutschland ist nicht nur Jod- sondern auch *Selen-Mangel-Gebiet*, was unter anderem auch auf die intensive Landwirtschaft zurückzuführen ist. Es ist deshalb ratsam, für eine ausreichende Selenversorgung des Körpers zu sorgen.

Calcium ist der wichtigste Mineralstoff im menschlichen Körper und stellt mit Magnesium und Phosphor das Grundgerüst des menschlichen Skeletts und der Zähne dar.[8] Ich war mir lange Zeit nicht bewusst gewesen, welche wichtige Rolle Calcium bei Allergien spielt. In der Literatur

---

[8] Gröber, Uwe; Orthomolekulare Medizin, Stuttgart: Wiss. Verl.-Ges., 2000, S. 90

wird des Öfteren erwähnt, dass Calcium die Freisetzung von Histamin hemmt, indem die Membrane der Maststellen gestärkt werden, sodass kein Histamin austreten kann. Interessant ist ebenfalls, dass die Mehrzahl asthmatischer Kinder laut klinischer Studien unter Osteoporose leiden soll. Dies kann dazu führen, dass Kinder sehr gerne Milch trinken, obwohl diese wiederum zu den Hauptgründen ihrer allergischen Veranlagung zählt!

Ich habe bereits im Januar 2002 festgestellt, dass der Orangensaft „Hohes C®" mit Calcium bei mir eine Allergie-reduzierende Wirkung hat, während „Hohes C®" ohne Calcium diese Wirkung nicht hatte. Ab April 2002 nahm ich ein Calcium Präparat (500mg / Tag), das ich bald durch ein Kombinationspräparat ersetzte. Dieses Knochenschutzpräparat enthielt zusätzlich das Vitamin D3, das die Aufnahme von Calcium im Darm begünstigt und die Knochen zusätzlich stärkt. Mir war klar, dass ich mit der verstärkten Calciumzufuhr nicht nur meinen aufgrund meiner Allergien erhöhten Bedarf an Calcium stillen konnte, sondern dass ich so auch in der Lage war, allergische Reaktionen zu mindern und mein Knochengerüst und meine Zähne zu stärken. Ich nahm fortan also ca. 1g Calcium durch Hohes C und 1g Calcium durch mein Kombi-Präparat für den Knochenschutz ein.

Ab Sommer 2002 kam zusätzlich zu meiner Vitamin-B12-Spritze von 1000 Mikrogramm, die ich alle fünf Tage intramuskulär spritzte, ein Vitamin B-Präparat hinzu, das ausreichende Menge an Vitamin B6, Vitamin B1 und Vitamin B5 enthielt. Ich erhoffte mir hiervon eine Stärkung meiner

Schleimhäute, eine Stärkung meines Immunsystems sowie eine Absenkung der generellen Krampfbereitschaft der Bronchien. Heute vertrage ich den Vitamin-B-Komplex, früher war dies nicht der Fall. Deshalb möchte ich darauf hinweisen, dass ich erst nach etwa 16 Monaten den Vitamin B-Komplex, der auch Folsäure und Vitamin B2 enthielt, in mein Vitalstoff-Programm aufnahm.

Vitamin A, Magnesium, Q10 und DMG nahm ich auch weiterhin – wie im ersten Band beschrieben – regelmäßig mit Erfolg ein.

Der Leser mag nun langsam staunen. So viele unterschiedliche Vitamine? Vergleicht man sie aber mit der Anzahl der Allergien, die ich früher hatte, so kommen auf jedes Vitamin mindestens fünf Allergene, die bei mir Atemnot auslösten. Die lange "medikamentöse" Zeit von über 13 Jahren, in der ich chemische Medikamente zu mir nahm und nichts von der Rolle der Vitalstoffe wusste, schlägt natürlich zu Buche. Denn Allergien benötigen nicht nur Vitalstoffe um geheilt zu werden, sondern sie verbrauchen selbst auch Vitalstoffe, die der Körper für ihre Bekämpfung bereitstellen muss. Bei der Dosierung von Vitaminen ist also auf den gewünschten Heilerfolg zu achten, der sich nur einstellt, wenn ausreichende Dosierungen verabreicht werden und zwar unter Berücksichtigung des Krankheitsbildes und der Krankheitsdauer. Eine Orientierung an den durchschnittlichen Ernährungswerten ist sicherlich unzureichend.

Zusätzlich zu den Vitalstoffen nahm ich schließlich ab Mai

2002 auch ein Enzympräparat ein, das mich angesichts meiner Überlegungen zur Unterversorgung meines Verdauungstraktes mit Enzymen guten Mutes stimmte. Ich hatte zahlreiche Enzyme vom deutschen Markt ausprobiert, jedoch enthielten fast alle Farbstoffe, Maisstärke und Konservierungsmittel. Außerdem beinhalteten sie in der Regel nur einen Wirkstoff, also eine Form von Enzymen. Dies war mir jedoch nicht ausreichend. Schließlich wusste ich ja nicht genau, welche der Enzyme für mich von Bedeutung waren. Neben dem umfangreichen Genuss von Ananas nahm ich schließlich ein Präparat zu mir, das Enzyme für die Aufspaltung von Proteinen, Kohlenhydraten, Fetten und Milch enthält. Hierbei handelte es sich also folglich um:

1. Pancreatin
2. Protease
3. Amylase
4. Lactase
5. Cellulase
6. Lipase

Das wichtigste Enzym scheint mir dabei die Pankrease zu sein, da sie für die Aufspaltung von Eiweiß in Aminosäuren zuständig ist.

Gerade bei Asthma und bei anderen allergischen Erkrankungen spielt Ausdauer und Harmonie eine besondere Rolle. Sportarten wie Body-Building und Ausdauertraining in einem Studio sind dabei so ziemlich genau das Gegenteil von dem, was dem Asthmatiker von Nutzen ist. Ruhiges Traben im Park oder im Wald sowie Spaziergänge von 1-2 Stunden bringen sogar ältere Asthmatiker wieder in Schwung. Unsere Umwelt suggeriert uns in zunehmendem Maße, dass Sport eine Form des Lifestyle ist, bei der man Leistungen - genau wie am Arbeitsplatz - um jeden Preis erbringen sollte. Das ist natürlich Nonsens. Die ganze psychische Natur der Krankheit des Asthmas basiert auf einer Überempfindlichkeitsreaktion auf die Umwelt und auf eine zu große Sensibilität beim Reagieren auf kleinste Impulse. Diese Übersensibilität beinhaltet eine Liebe zur Harmonie, die Kleinigkeiten überbetont. Der Asthmatiker sollte sich auf die Freuden des Alltages konzentrieren und sich im Maßvollen üben. Harmonie ist dabei zunächst die Harmonie mit sich selber. Überzogener sportlicher Ehrgeiz und beruflicher Stress können einen Riegel vor die Harmonie schieben, die der Asthmatiker in seinem Inneren vermisst und deshalb auf die Außenwelt zu projizieren sucht. Anders ausgedrückt muss der Asthmatiker lernen, eine Sensibilität für das wirklich Wichtige, für die Quintessenz seines Daseins zu entwickeln.

Allergien sind nüchtern betrachtet eine Anzahl von Reaktionen, die dem Körper nicht von Vorteil sind. Sie entbehren zwar nicht einer Logik und einer körperlichen Ursache, dennoch sind sie unsinnig, da sinnlos. Mit Hilfe des Geistes lassen sich die Ursachen der Allergien entdecken und heilen. Man muss jedoch vermuten, dass die unkoordinierte Reaktionsweise des Körpers auf die Seele Einfluss hat. Deshalb muss es Ziel des Asthmatikers sein, dass seine Seele und das durch sie verursachte Verhalten gegenüber der Außenwelt nicht genauso überempfindlich wird, wie es der Körper in Bezug auf Nahrungsmittel ist. Hierfür ist es wichtig, die innere Ruhe zu erlangen. Eine Bewusstseinswerdung, die innere Zufriedenheit und Gesundheit des menschlichen Körpers zu den höchsten Werten rechnet, wird gleichzeitig weniger Stress empfinden und leistungsfähiger sein. Für die Pflege der Seele empfiehlt sich nichts mehr als moderat Sport zu treiben.

Als Ergänzung zu einem milden, aber regelmäßig betriebenen Sportprogramm empfiehlt sich TAI CHI, aus China stammende Bewegungsübungen, die die Energiebahnen (Meridiane) des Körpers öffnen und die Energie (CHI) - genau wie in der Akupunktur – wieder fließen lassen. Ich halte das Tai Chi für eine hervorragende Möglichkeit für Asthmatiker, ihre innere Harmonie wiederzuerlangen. (Wer kann sich vorstellen, innere Harmonie zu besitzen, wenn eine Tasse Milch oder ein Stück Pizza bereits zu Atemnot führen?) In diesem Sinne ist Tai Chi gleichzeitig Medizin für die Folgen des Asthmas und für das Asthma selber. Neben dem Tai Chi möchte ich auch ausdrücklich das Qui Gong empfehlen, das noch etwas ruhiger als das Tai Chi und weniger kompliziert erscheint.

Meine ersten Kurse machte ich bei der Volkshochschule in Bonn. Volkshochschulen gibt es in der ganzen Bundesrepublik, wo Wochenendkurse oder Abendkurse angeboten werden. Diese Kurse eignen sich zu einem ersten Einblick und zum Kennenlernen der Lehrer. Sie sollten zweimal die Woche trainieren und darauf achten, dass ihr Trainingsraum keinen Teppichboden, keine Wärmerückgewinnungsanlage bzw. Klimaanlage (Gefahr von Pilzen, Staub und Bakterien) und Fenster für die Lüftung enthält. Völlig entspannen werden Sie sich nur können, wenn Sie Ihrem Lehrer Vertrauen schenken. Und Vorsicht – Tai Chi scheint dem Ungeübten oft langweilig, weil er noch nicht den Nutzen verspürt. Es ist die Macht der Gewohnheit, die Sie Tai Chi nicht mehr missen lassen wollen wird – anfangs scheint das abendliche Fernsehprogramm vielleicht sogar verlockender. Aber Gesundung ist eben nur möglich, wenn wir uns – in Maßen – anstrengen, Dinge zu tun, die nicht anstrengend sind, aber trotzdem unter die Rubrik Sport fallen. Gerade Personen, die keine innere Harmonie besitzen, finden es furchtbar, langsame und haarkleine Bewegungen immer wieder zu üben. Genau wie eine Person mit Selbstzweifeln nicht alleine durch einen stillen Wald gehen möchte, genauso möchte der innerlich gespannte Mensch keine ruhigen, harmonischen Bewegungen ausüben – aber gerade diese verlangt Tai Chi.

Ich habe viele Asthmatiker und Allergiker kennen gelernt. Entweder betrieben sie begeistert Hochleistungssport, liefen Marathons und fuhren stundenlang Radrennen. Oder sie bewegten sich gar nicht, waren übergewichtig und unglücklich. Nie aber ist mir ein Asthmatiker begegnet, der ausgeglichen, fröhlichen Sport betrieb ohne sich unmögliche Leistungsziele zu setzen. Vielleicht sollten meine Leser einmal über diese Worte nachdenken. Ich jedenfalls sammelte sehr gute Erfahrungen mit meinem Sportprogramm und mit Tai Chi, das mich mehr und mehr zur Gelassenheit führte. Bald hatte ich unendlichen Spaß beim Fließenlassen der Energie – selbst wenn ich natürlich die Bewegungen nicht so exakt machen konnte, wie die Mitglieder in meinem Verein, die ihre Übungen schon Jahre lang praktizierten.

Nach meiner 18-monatigen "Reise zur Gesundheit" ging ich im Juni 2002 zusammen mit meinem Bruder Jens ins Kino in Bad Godesberg. An diesem Tag aß ich zum ersten Mal seit langer Zeit eine Tüte Popcorn und eine Tüte Erdnüsse. Es war ein tolles Gefühl. Ich hatte die ganze Pollenzeit über nicht unter allergischem Asthma gelitten, obwohl ich viel in der freien Natur war. Ich hatte auch keine langen Phasen von Müdigkeit mehr, die für Allergiker kurz nach einer allergischen Reaktion so typisch sind. Jetzt war ich derjenige, der für meine Beifahrer die Fenster hochkurbeln musste, um sie vor den herumfliegenden Pollen zu beschützen. Auf der einen Seite war dies ein sehr angenehmes Gefühl, auf der anderen Seite musste ich mich zunehmend bremsen, Personen auf ihre Allergien und ihre Probleme anzusprechen. Ich konnte nicht die Welt belehren. Als ich einmal Anfang Juni einen jungen Mann aus Halle an der Saale kennen lernte und mit ihm in einem Kaffee saß, bemerkte ich, wie er nach dem Genuss eines Milchshakes anfing, zu giemen. Es konnte nicht meine Aufgabe sein, ihn darauf hinzuweisen, dass er eine Milchallergie hatte. Als er mir erzählte, er habe in seiner Kindheit Asthma gehabt und sei nun beschwerdefrei, wusste ich, dass dies so nicht stimmen konnte.

Andere meiner Bekannten hatten den Mund voll Amalgam und litten unter beginnendem Asthma oder anderen chronisch entzündlichen Krankheiten. Auch hier hielt ich mich zurück. Aber ich entschloss mich, meine Entdeckungen aufzuschreiben, um denjenigen, denen dieses Buch von Nutzen sein könnte, eine Freude zu machen. Mit Herausgabe dieses Buches muss ich niemandem mehr meine Geschichte erzählen. Ein Verweis darauf genügt, dass es einem gelungen ist, nach harter Arbeit und vielen unterschiedlichen Bemühungen seine *Asthmamedikamente* los zu werden. Wenn auch Sie jemanden kennen, der von diesem Buch noch nicht gehört hat, so verweisen Sie ihn darauf. Denn vielleicht wird er auch eines Tages sagen können: Hurra, ich bin frei vom Asthmaspray! Hurra, ich bin frei von Cortison!

KAPITEL 7 : SCHLUSSWORT

Dieses Buch wird diskutiert, empfohlen und kritisiert werden. Es wird von Patienten gelesen werden, die geheilt werden wollen. Es wird von Heilpraktikern gelesen werden. Es wird von Ärzten und Allergologen diskutiert werden. Band 1 und Band 2 befassen sich mit der Heilung des Asthma Bronchiale. Hauptziel der beiden Bände ist dabei gewesen, den wirklichen Verlauf meiner Erfahrungen zu dokumentieren, die mich von den chemischen Medikamenten befreit haben. Nicht auf Asthmamedikamente angewiesen zu sein ist dabei der wirkliche Erfolg auf dem Weg zur Heilung von Asthma und Allergien. Der Körper wird es nicht schaffen, von selbst in seine Balance zu geraten, wenn er immer wieder neue chemische Medikamente einnehmen muss. Anders ist das mit den Vitalstoffen. Es sind die Vitamine, Mineralien, Spurenelemente und Enzyme, die in den richtigen und in hohen Dosen genommen wundervolle Effekte für die Gesundheit und Fitness des Einzelnen bieten. Dabei sind die empfohlenen Dosen im Vitaminprogramm Richtwerte. Seien Sie mutig. Vielleicht gibt es Vitamine, von denen der Eine mehr, der Andere etwas weniger benötigt.

Beachten Sie aber mögliche Überdosierungen bei den nicht wasserlöslichen Vitaminen, bei Mineralien und Spurenelementen, bei denen Nebenwirkungen entstehen können. Auch hier gilt, dass das Maßhalten zum Erfolg führt. Und Maßhalten bedeutet, die richtige Dosierung zu finden, die nicht zu niedrig und nicht zu hoch liegen darf.

Ich habe in diesem Buch gezeigt, dass ich mit drei Maßnahmen, mit der Eigenbluttherapie, der Akupunktur und der Bioresonanztherapie den Weg zum Absetzen des Cortisons vorbereitet habe. Der eigentliche Wendepunkt, an dem das Absetzen möglich wurde, folgte einem Aufenthalt im Hochgebirge. Je nachdem, welch ein Typus man ist, kommen unterschiedliche Landschaften für eine solche Erfahrung für Sie in Betracht. Vielleicht müssen Sie einen Urlaub wiederholen, vielleicht brauchen Sie einen längeren Zeitraum als ich, um große Genesungsfortschritte verzeichnen zu können. Aber vergessen Sie nicht, Asthma ist eine Krankheit, und Krankheiten müssen geheilt werden, sonst können sie sich verschlechtern. Ein Aufenthalt im richtigen Klima wird ihren Zustand verbessern oder zumindest stabilisieren. Freuen Sie sich darauf!

Das Absetzen von Cortison kann kurzfristig die wirkliche Ursache Ihres Asthmas hervorbringen. Ich verzeichnete bei mir innerhalb kurzer Zeit das Aufflammen dreier bakterieller Infekte. Hier sollten Sie einen Arzt ihres Vertrauens kennen, der Sie bei Ihrer Therapie unterstützt und der für Sie die Sputumproben einschickt und analysieren lässt, für den Fall, dass es auch bei Ihnen zu Infekten kommt.

Meine innere Ruhe verdanke ich einer neuen Bewusstseinswerdung, die ich durch das Praktizieren des Tai Chi und langsame Laufübungen abrunden konnte. Mit der inneren Ruhe vervollkommnete ich die äußere Ruhe. Das Absetzen des Asthmasprays und des Cortisons ermöglichten die körperliche Unabhängigkeit von chemischen Medikamenten. Gleichzeitig erlaubten mir meine Überlegungen zur Genese des Asthma Bronchiale die Einkehr nach Innen. So war es die Ruhe vor den Allergenen, die die innere Ruhe möglich machte und nicht etwa umgekehrt.

Es mag einige unter meinen Lesern geben, die sich einen vollständigen Verzicht auf Alkohol nicht vorstellen können. Genauso wenig konnte ich mir ja ursprünglich den vollständigen Verzicht auf meine Asthmamedikamente vorstellen. Der Genuss von alkoholischen Getränken, insbesondere von Wein und Bier, sollte jedoch unbedingt unterlassen werden. Er verändert nämlich den Stoffwechsel, schwächt das Immunsystem, verleitet zum Kaffee am Morgen danach - und schlimmstenfalls auch noch zur Zigarette. Als Kommunalpolitiker und ehemaliges Mitglied einer wissenschaftlichen Verbindung fiel es mir schwer, im gesellschaftlichen Miteinander plötzlich auf das kühle Bierchen zu verzichten. Das ging soweit, dass ich aus meinem Bonner wissenschaftlichen Kreis austrat, nur um der Gefahr, mit den alkoholischen Freuden des Lebens und dem starken Tabakqualm in Kontakt zu geraten, aus dem Wege zu gehen. Gerade in der Anfangsphase des Heilungsprozesses stellt das Brechen von Gewohnheiten – und selbst wenn es nur um eine Flasche Bier in der Woche geht – die wirkliche Herausforderung dar. Die Belohnung, wenn Bier durch kühlen Kirsch-Banane-Saft abgelöst wird, folgt jedoch auf dem Fuß:

Es ist die Gesundheit und das Wissen, dass Asthma und Allergien heilbar sind, die ich für mich entdeckte. Ich bin mir sicher, dass auch meine geschätzten Leser und die vielen Menschen, mit denen ich auf meinen Vorträgen spreche, von meinen Gedanken und Erfahrungen profitieren können.

Geben Sie nicht auf, was auch immer Sie in den Medien und durch Ärzte und Bekannte zu hören bekommen. Letztlich geht es nur um Sie und um Ihre Gesundheit bzw. vielleicht auch um die Ihres Kindes. Für diese sollte keine Entbehrung zu groß sein.

Meinen Lesern von Herzen alles Gute und ein gesundes Leben wünscht,

Marcus Leyrer, im Januar 2003

EXKURS 1: DER GLAUBE VERSETZT BERGE

Keine unmittelbare wirkliche Heilung von chronischen Beschwerden kann erfolgen, ohne den Glauben des Patienten an sich selber und den Willen des Einzelnen, sich von seinen Beschwerden nachhaltig zu befreien. Die Wege, die zu dieser Befreiung führen sind vielzählig und bedürfen neben einer erheblichen Disziplin auch der Bereitschaft zum Loslassen, zum „Geschehenlassen". Der Regelfall ist nämlich nicht die Spontanheilung, die ad hoc erfolgt, sondern ein schrittweiser Heilprozess, der das Maßhalten im täglichen Leben als Grundlage zur Wiederherstellung körperlicher und seelischer Balance darstellt.

Für mich war die Zeit der Gesundung in erheblichem Maße an meinen Glauben gebunden, der mich bestärkte, weiter und immer weiter aller Widerstände zum Trotz gesund zu werden. Ob im stillen Gebet oder einem sporadisch besuchten Gottesdienst gelang es mir, die Kräfte zu sammeln, die meinem Leben die notwendige Dynamik gaben, um wieder gesund zu werden.

Mein persönlicher Glaube basiert auf einer Vorstellung von Gott, die geprägt ist durch die Einsicht, dass Gott immer der „Geschaffene" und der „Noch-zu-Erschaffende" ist. Gott als zeitlose, heilsbringende und gütige Energie zu verstehen und damit den eigenen Lebensweg zu verknüpfen, ermöglicht es, dem Menschen, seinen Ärger über Andere zu vergessen: Das Gute in der Welt zu mehren, muss kein idealistisches

Ziel bleiben, wenn der Erfolg dieses Ansinnens nicht in einem quietistischen Dasein mündet. Ein Glaube, der aber auf dem Quietismus, d.h. auf der schicksalhaften Ergebenheit einer übermächtigen und alles bestimmenden Gottesvorstellung beruht, versagt sich der lebendigen Wandlung unseres Daseins und der Möglichkeit, das Gute selbst zu erschaffen.

Ich glaube deshalb, dass Glaube – genau wie Gesundung – nicht nur vom Geist her – also kognitiv – sondern auch emotional gelebt, gefühlt werden muss. Die Kraft, die das Gebet gibt, kann den Heilungsprozess einer jeden chronischen Krankheit positiv beeinflussen. Das Gute zu mehren, ist nicht nur für den Nächsten, sondern auch für einen selber eine Möglichkeit, unmittelbar für eine bessere Welt einzutreten.

Auch an dieser Stelle möchte ich gerne an einige meiner Freunde und Bekannten denken, die mir die Freude gemacht haben, für mich zu beten. Einige Menschen können nicht beten. Sie wurden als Kinder in die Kirche gezwungen, verstehen die Bibel nicht und scheuen die vielen Regeln, die im Laufe der Zeit aufgestellt worden sind. Aber vielleicht kennen sie Menschen und Bekannte, die glauben und bereit sind, für sie zu beten. Warum nicht diese Menschen um ein Gebet bitten? Ist das Ziel, das Gute in der Welt zu mehren, nicht auch ein Ziel, das sich ohne die Kenntnis der Bibel verfolgen lässt? Versuchen Sie es, lieber Leser, Schritt für Schritt, und fühlen Sie, wie viel mehr Verständnis Sie für andere aufbringen werden und wie viel mehr Verständnis Ihnen entgegen gebracht werden wird.

EXKURS 2: SEELE, GEIST UND KÖRPER

Bereits in Band 1 habe ich beschrieben, wie eng die Verbindung zwischen Seele, Körper und Geist ist und in welchem Umfang der Geist die Führung übernehmen muss, wenn es darum geht, Seele und vor allem den Körper wieder ins Gleichgewicht zu bringen. Dies ist besonders im Falle chronischer Erkrankungen wie beim Asthma Bronchiale der Fall: Nur die Vernunft erlaubt die klare Verfolgung des Zieles Gesundheit. Heilung ist dabei in erster Linie an die Verbesserung des körperlichen Zustandes gebunden. Oft sind es die allergischen Beschwerden, die den Alltag des Asthmatikers in solch einem starken Umfang beeinflussen, dass das Leben „kaum noch Spaß macht" und mühsam erscheint.

Dies liegt oft daran, dass wir an den falschen Dingen Spaß empfinden, wie z.B. am übermäßigen Kaffee-Konsum oder an einem übermäßigen „Genuss" alkoholischer Getränke. An Meditation, entspannten Frühstücken oder ausgedehnten Spaziergängen empfinden wir vielleicht auch Spaß – jedoch lässt sich dieser viel weniger zelebrieren. Oder haben Sie schon einmal jemanden sagen gehört: „Ohne meine Meditation werde ich morgens einfach nicht wach!"

Auf der anderen Seite blockieren die Allergien unser Allgemeinbefinden in einem Ausmaß, das keine wirkliche Unbeschwertheit im Alltag erlaubt. Ständig ein Spray dabei haben zu müssen, nicht Joggen zu können, ohne

Medikamente bei sich zu tragen oder ständig die Sorge der anderen zu spüren, machen das Leben nicht gerade leichter.

Sehr oft sind es aber diese Erlebnisse, die dem Asthma Bronchiale eine psychische Dimension verleihen. Es ist deshalb durchaus vorstellbar, dass eine Gesundung des Körpers in letzter Instanz auch von einer psychotherapeutischen Behandlung abhängen kann.

Ich schätze, dass mindestens 30% der unter Asthma und Allergien leidenden Personen an unterdrückter Trauer und Wut leiden, ohne dies zu wissen. Fundamental ist dabei, dass sich heute die Form des Zusammenlebens in der Familie grundlegend geändert hat. Gerade junge Menschen sind immer länger auf ihre Eltern angewiesen und verlassen immer später das Elternhaus, wodurch sie sich ständig mit den natürlich vorkommenden Generationenkonflikten auseinandersetzen müssen.

Letztlich ist die Gesundung vom Asthma Bronchiale jedoch der erste Schritt, auch die Seele zu entlasten: Ein unbeschwertes Alltagsleben ist nicht – wie es oft Ärzte und Pharmaindustrie versprechen – durch den Gebrauch von hochdosierten Asthmasprays zu erkaufen. Der Seelenfriede kommt aus dem Gesundungsprozess selber. Wer andauernd auf Medikamente angewiesen ist wird langsam vergessen, wie schön es ist, ein freies Leben zu führen, das Platz für Wonne und Unbeschwertheit hat.

Von Asthmamedikamenten weiß man, dass sie zu

Fingerzittern, zu Unruhe und zur Beeinflussung der jeweiligen Stimmungslage des Patienten führen können. Die Reduktion der Asthmamedikamente wird also automatisch zu einer Verbesserung des Lebensgefühls führen. Fingerzittern ist fast immer ein Zeichen von übermäßiger nervlicher Erregung.

Die Heilung des Asthma Bronchiale und der Allergien ist deshalb ein Unternehmen, das den ganzen Menschen sowohl in körperlicher, seelischer als auch geistiger Hinsicht mit einbezieht. Voraussetzung für die Heilung vom Asthma Bronchiale muss die Bereitschaft des Einzelnen sein, all das zu versuchen, was in seiner Macht steht, um gesund zu werden und gesund zu sein. Dabei sind auch ein manches Mal Wege zu beschreiten, die uns aus der Perspektive des gesunden Menschen abenteuerlich erscheinen oder die wir viele Jahre pauschal als unvorstellbar abgetan haben.

NACHTRAG: EIN JAHR FREI VON CORTISON

Im Januar 2003 konnte ich gleich ein doppeltes Jubiläum feiern: 12 Monate war ich nun cortisonfrei und 2 Jahre hatte ich kein Asthmaspray zu mir genommen. So sehr mich auch der Großteil der mich ursprünglich behandelnden Ärzte von dem Schritt zur Medikamentenfreiheit gewarnt und eine Heilung des Asthma Bronchiales für schlichtweg unmöglich gehalten hatte – so wenig hatte mich jemand in meinem Bestreben aufhalten können.

Lange Jahre war ich gegen Äpfel, Birnen, Pflaumen - also eigentlich jede Art von Steinobst, gegen Frühblüher, Spätblüher, Gräser – also eigentlich jede Art von Pollen, gegen Käse, Fisch, Eier, Schwein, Schimmelpilze, Hausstaub, unzählige Arten von Parfüm, Haarspray, Waschmittel, Textilien allergisch gewesen. Meine Situation schien ausweglos, bis ich mich bei einem Arztbesuch im November 2000 nicht mit der Aussicht zufrieden geben wollte, immer höhere Cortisondosen einnehmen zu müssen. Ich vertrug die Asthmasprays nicht mehr und war mir gleichzeitig bewusst, dass eine ständige Zunahme meiner Allergien mein Leben immer weiter einschränken würde. Meine Freiheit schien in Gefahr zu sein.

Wenn ich heute an diesen November denke und mich an meine ersten Versuche erinnere, mein Asthmaspray trotz dem Abraten der Ärzte flankiert durch die in Band 1 beschriebenen Maßnahmen abzusetzen, so bin ich nicht ohne Stolz. Heute fahre ich ohne meine Sprays durch die Länder, esse, wonach mir ist und trinke dann und wann sogar einen Kaffee oder ein Bierchen. Heute kann mein Körper dies alles verkraften, ohne allergisch zu reagieren. Ursprünglich hätte ich nach Anraten meines Allergologen immer mehr Medikamente und Cortison schlucken sollen – alles Maßnahmen, die meinen Körper nur zusätzlich durch die Nebenwirkungen der Medikamente geschwächt hätten und zu keiner Befreiung von meinen zahlreichen Allergien geführt hätten.

Sicherlich – Maßhalten ist nach wie vor die Devise, denn auch ein gesunder Mensch kann ja wieder in die Disbalance fallen. Meinen Lesern, die nach Monaten eiserner Disziplin auf ihre Asthmamedikamente verzichten können, sei deshalb auch geraten, sich nicht exzessiv Allergenen auszusetzen.

So vermeide ich auch heute ausgedehnte „Stauborgien“ wie sie z.B. bei Umzügen oder Frühjahrsputz stattfinden. Alkohol, Kaffee und Schweinsbraten ist ebenfalls keine gute Kombination wenn es darum geht, einmal erreichte Allergiefreiheit zu bewahren. Ich trinke nach wie vor keine Milch und halte meine Wohnräume möglichst staubfrei. Ansonsten lebe ich ein „normales“, medikamentfreies Leben. Es versteht sich von selbst, dass ich auch weiterhin mein Nahrungsergänzungsmittelprogramm einhalte, da es mir nicht nur geholfen hat, mich von meinen Medikamenten zu befreien, sondern weil es für mich auch der Garant ist, allergische Reaktionen dauerhaft auch ohne Medikamente in den Griff zu bekommen bzw. sie ganz zu vermeiden.

Für meine Leser mag von Interesse sein, dass die bakteriellen Infekte infolge des Absetzens von Cortison nach einem halben Jahr, also im Juni 2002 aufhörten. Heute, im Januar 2003 bin ich dauerhaft medikamentenfrei. Da ich seit meinem 16. Lebensjahr unter Asthma litt, ist für mich das Gefühl, nicht mehr unter Atembeklemmungen, allergischem Schnupfen und Augentränen zu leiden, immer noch so neu, dass ich mich fast täglich daran erfreue.

Auch wenn Heilung zunächst bedeutet, sich mit Energie für ein gesundes Leben zu entscheiden und sich auf die Signale des Körpers zu konzentrieren, um zu verstehen, was im „eigenen System" falsch läuft, scheint mir keine Mühe zu groß um gesund zu werden – denn Allergien sind unnötig, schädigen den Körper und reduzieren - auch aufgrund der Medikamente - die Lebenserwartung.

Heute danke ich Gott für die Erkenntnisse, die er mir während der letzten Jahre gab. Ich gebe sie nun an Sie weiter und hoffe, dass sie Ihnen und gegebenenfalls Ihren Angehörigen im Heilungsprozess helfen werden.

Dieses Buch handelt sich um einen Selbsterfahrungsbericht. Ich habe versucht, möglichst chronologisch die Methoden und Therapien darzustellen, die ich seit Beginn meines Gesundungsprozesses gefunden und ausprobiert habe. Haben Sie selber Ergänzungen, Vorschläge oder Beobachtungen gemacht, die Sie mir mitteilen wollen, so können Sie dies gerne durch einen Brief an die unten genannte Adresse tun. Vielleicht möchten Sie mir aber einfach nur Ihren Erfolg mit meinem Nahrungsergänzungsmittelprogramm mitteilen – auch dann würde ich mich über einen kurzen Brief freuen.

Es grüßt Sie herzlich,
Ihr
Marcus Leyrer, im Januar 2003

Marcus Leyrer
Pützfelder Weg 18
53177 Bonn
E-Mail: info@asthma-heilen.de
Homepage: www.asthma-heilen.de

AUFRUF AN DIE ALLERGOLOGEN UND DIE ALLERGIKER BEHANDELNDEN ÄRZTE

Hiermit werden die Allergologen und Ärzte, die Allergiker behandeln aufgerufen, sich mit den Möglichkeiten der orthomolekularen Medizin und mit alternativen Methoden vertraut zu machen, um endlich wieder die Behandlung von Krankheiten mit Erfolgserlebnissen von Arzt und Patient verbinden zu können.

Volkswirtschaftlich ist nur die Gesundung des Heeres von Millionen und Abermillionen deutscher Allergiker ein wirklich vernünftiges Ziel, das langfristig zur Rettung unseres Sozialsystems beitragen kann. Es liegt auch an den Ärzten, dieses Thema aufzugreifen, auch wenn sie mit jedem gesunden Patienten einen Kunden verlieren.

Der Allergiker, der zu ihnen kommt, und jede Hoffnung verloren hat, verdient einen Hinweis auf dieses Buch, verdient einen Hinweis darauf, dass unterschiedliche Lebens- und Ernährungsweisen zu seiner Gesundung beitragen können, so, wie es in diesem Buch geschildert wird.

Auch die Allergologen in Deutschland, auch die Ärzteschaft muss einen jener Schritte tun, der bei jeder systemischen

Disbalance die Hoffnung auf Veränderung beinhaltet: das Brechen mit ungesunden Gewohnheiten.

Wer sich hinter dem Schutzschild verstecken will, dass alles nicht bewiesen sei, was in diesem Buch steht, den muss ich enttäuschen: Es gibt Studien zur positiven Wirkung von Vitaminen seit Anfang des letzten Jahrhunderts, wenn auch nicht unbedingt in Deutschland. Die Schuldmedizin (und der Patient) neigt dazu, schnell wirkende “medizinische Keulen” einzunehmen. Gerade bei Allergien bekämpfen diese jedoch nur die Symptome, Heilung kann dagegen nur eine langfristig und ganzheitlich angelegte Therapie bringen.

Einen Versuch zur Verringerung der Beschwerden des Allergikers kann zunächst auch bei Gabe schulmedizinischer Medikamente durchgeführt werden. Es ist an der Zeit, dass Allergologen und Allergiker gemeinsam diesen Versuch unternehmen. Denn Heilung ist möglich!

Marcus Leyrer

Bonn, den 01.09.2002

Schauen Sie doch einmal auf der
Heimatseite im Internet unter
www.asthma-heilen.de vorbei.